# 암을 고치고 예방하는 110가지 방법

의학박사 **저르치 이르마이** 지음
김정숙(Markgraf)·양영철 옮김

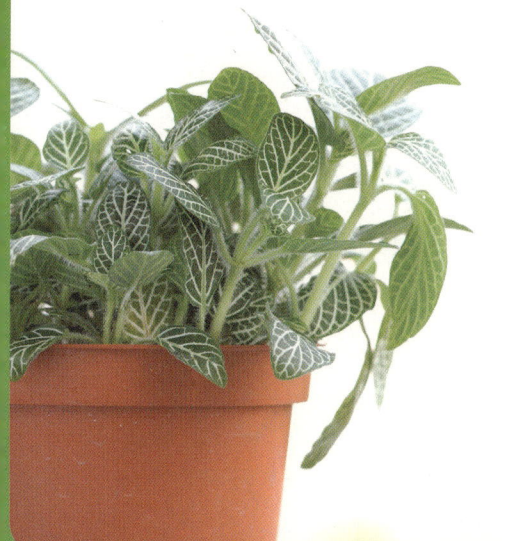

암을 고치고 예방하는 방법은 알려진것만 도 100가지가 넘는다. 그래서 자신에게 맞는 방법을 찾는 것이 무엇보다도 중요하다. 가장 좋은 치료법과 예방법을 찾을 수만 있다면 암도 얼마든지 고치고 예방할 수 있다.

건강신문사
kksm.co.kr

남녀노소 누구나 12시간이면
발지압사·발마사지사가 될 수 있다

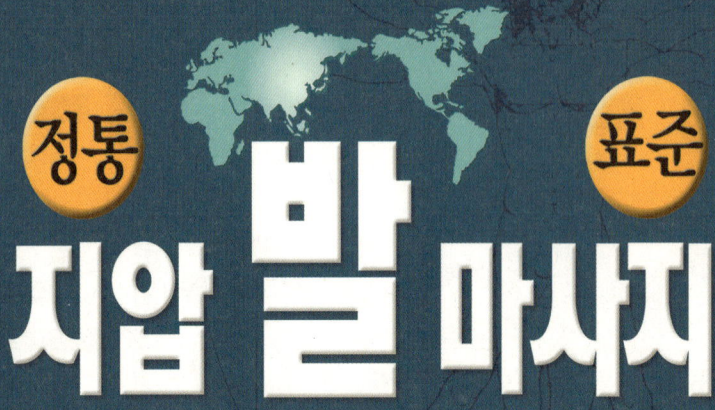

## 정통 표준
## 지압 발 마사지

핵심만으로 쉽게 구성한 발 관리 지침서

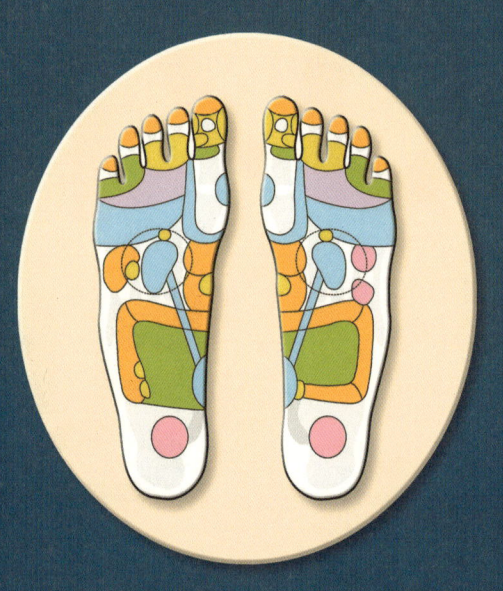

발관리의 길잡이
한국표준발관리협회

한국표준발관리협회 표준발관리보급운동본부 회장
奇宇信 著

건강신문사
kksm.co.kr

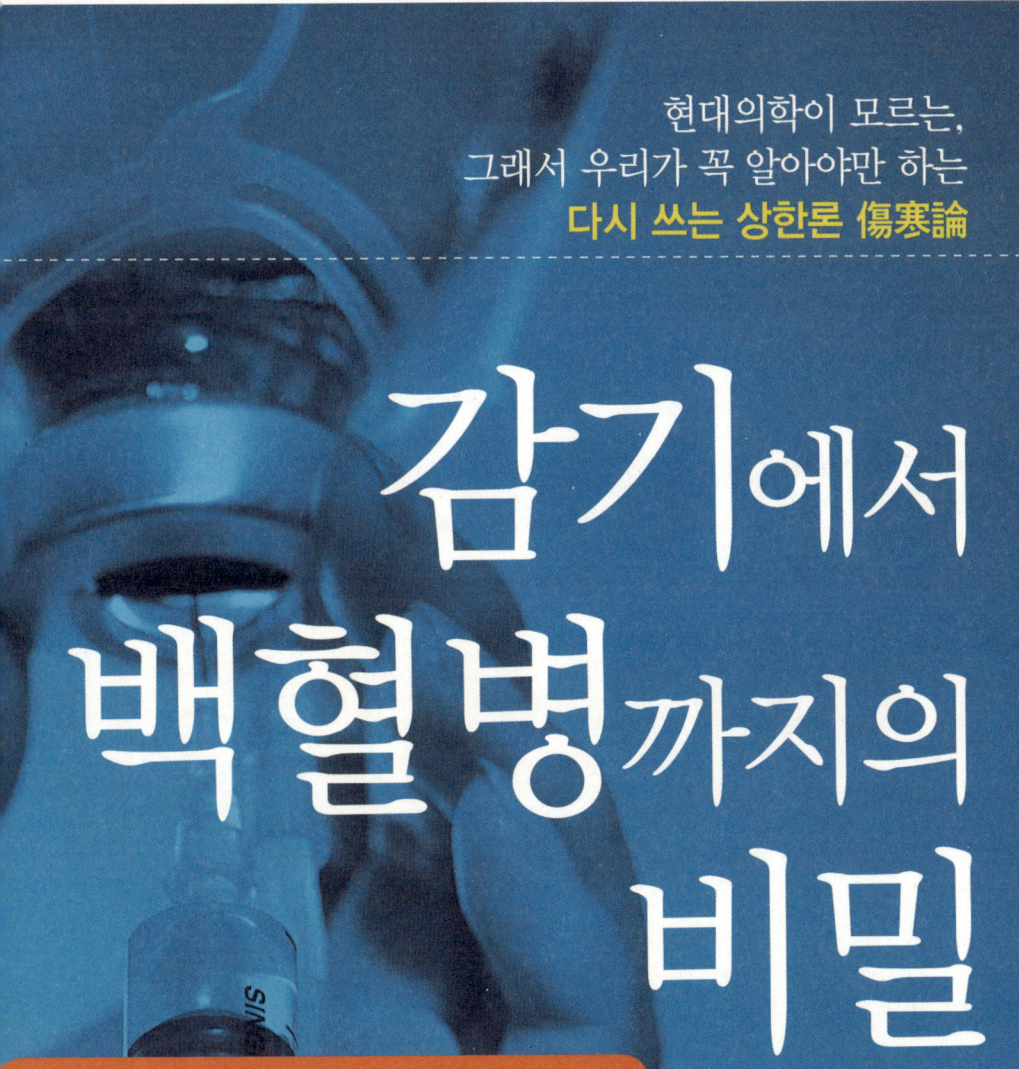

현대의학이 모르는,
그래서 우리가 꼭 알아야만 하는
**다시 쓰는 상한론 傷寒論**

# 감기에서 백혈병까지의 비밀

감기 · 신부전 · 심장 판막증 · 소아당뇨병
가와사키병 · 자가면역질환 · 백혈병

약사 · 한약조제사 김성동 지음

**전세계 현대의학계에 던지는 충격적인 반론서**

다국적 제약기업에 보내는 한 전문약사의 진언眞言
지금까지 현대의학이 난치나 불치로 여겨왔던 질병들이 사실은
우리가 무심결에 먹어왔던 해열진통제와 예방 백신 때문이었다
현대의학이 원인과 치료법을 몰랐던 질병에 대한 해답

건강신문사
www.kksm.co.kr

재미 내과의사가 30년간 분석한
영양보충제의 약리작용과 치료효능!

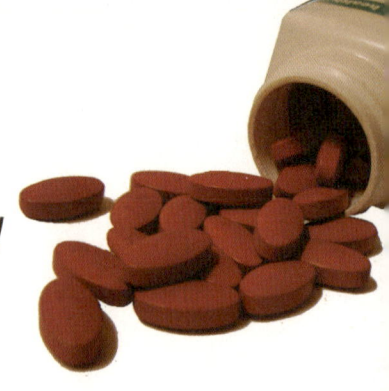

# 알고 먹는
# 영양보충제

재미 내과전문의  이준남 지음
자연치료전문의사

## 알고 먹으면 영양보충제로도 병을 고치고 예방할 수 있다

비타민·광물질 등 사소한 영양보충제만으로도 중병을
고치고 예방할 수 있다는 사실을 아는 사람이 얼마나
될까?
한 내과전문의가 의학적으로 분석한 영양보충제의
놀라운 작용과 효능!

건강신문
권장도서

건강신문사
www.kksm.co.kr

간질환(간염, 간경화, 간암) 고치는
# 기적의 식이요법

| 간질환(간염, 간경화, 간암) 고치는 기적의 식이요법 | |
|---|---|
| 1판 1쇄 | 2002년 2월 1일 |
| 2판 1쇄 | 2002년 5월 20일 |
| 2판 2쇄 | 2009년 5월 1일 |
| 2판 3쇄 | 2009년 12월 10일 |
| 저 자 | 김응태 |
| 발 행 인 | 윤승천 |
| 발 행 처 | 건강신문사 |
| 편 집 | 오정희 · 윤예제 |
| 등록번호 | 제 8-00181호 |
| 주 소 | 서울시 서대문구 홍은3동 400-1 |
| 전 화 | 305-6077(대표) |
| 팩 스 | 305-1436 |
| 값 | 12,000원 |
| I S B N | 978-89-6267-016-5 |

- 잘못된 책은 바꾸어 드립니다.
- 이 책에 대한 판권과 모든 저작권은 저자와의 계약에 따라 모두 건강신문 사측에 있습니다.
  허가없는 무단인용 및 복제 · 복사 · 인터넷 게재는 법에 따라 처벌됩니다.

간질환(간염, 간경화, 간암) 고치는
# 기적의 식이요법

김응태 지음

**건강신문사**
kksm.co.kr

| 추천사 |

# 시한부 환자들에게 희망의 등불

  병원에서 암으로 인해 몇개월 혹은 몇년이라고 시한부 선고를 받더라도 용기를 가지십시요. 암에 걸렸거나 시한부 선고를 받는다고 모두 잘못되거나 죽는 것은 절대로 아닙니다. 그렇지않다는 것을 생생하게 증언해 줄 증인이 여기 있습니다.
  이 책의 저자인 김응태씨는 현대의학으로는 더이상 치료방법이 없는 시한부 간암 판정을 받고도 무려 27년이 지나도록 거뜬하게 잘 살고 있습니다.
  이 책은 저자 자신이 직접 체험했던 투병기로 누구나 가정에서 쉽게 실천할 수 있도록 구체적이면서 세심하게 식이요법을 엮은 것입니다.
  저자는 어려운 가정형편에서도 행복한 가정을 꾸려오다가 한창 나이인 36세 때부터 원인모를 병고와 피로감에 시달리다 1983년도 의사로부터 간암이라는 절망적인 선고를 받고 망연자실한 때가 있었습니다. 그러나 늙으신 부모님과 가족들 앞에서 마냥 손을 놓고 낙망하고 있어서는 안되겠다는 생각에 가장인 환자 자신이 건강해야 모든 가족이 살 수 있다는 의지와 신념으로 마침내 병을 이기고 이 투병기를 집필하게 된 것입니다.

저자는 많은 간장병 환자들의 체험담과 치료문헌들을 광범위하게 섭렵했습니다. 어떤 음식, 어떤 건강 보조식품이 간암 치료에 좋고 해로운지를 환자 자신이 직접 체험하고 실험했던 결과를 낱낱이 기록했습니다.

저자는 간암 선고를 받고도 가정형편상 일을 해야 했기에 전직 장을 퇴직한 후 서점을 경영하게 되었습니다.

1998년 서점을 정리하기까지 20여 년 동안 누우면 죽고 걸어다니면 산다는 교훈을 지침삼아 열심히 노력했습니다. 각종 모임이나 애경사 때에도 차려진 음식은 절대로 먹지 않고 자신의 집에서 직접 준비한 건강 식사를 했으며, 생수를 항상 휴대하고 다니는 등 철저한 식이요법 생활을 해 온 것을 주변에서 지켜 보아왔습니다.

이 책이 암이나 난치병을 앓고 있는 수많은 환자들에게 나도 치료될 수 있다는 의지와 신념의 지침서가 되고 특히 간장병 환자들과 그 가족들에게 희망의 등불이 될 수 있으리라 굳게 믿는 바입니다.

2001년 12월
전국서점연합회 광주광역시 서점조합
전 조합장 최 재 창

| 책을 내면서 |

## 환우들을 위한 간절한 나의 염원!

오늘도 다시 태양이 떠오르고 있다. 내일도 새롭게 떠오를 것이다.

이 책을 쓰는 나는 병을 치료하는 의사나 박사가 아니며 또한 약사도 아니다.

오랜 세월 동안 앓아온 간장병으로 인해 죽음 바로 직전까지 갔다가 오늘에 이르기까지 그 동안의 투병 경험과 체험을 모아서 부족하나마 글로써 기록한 것이다.

힘든 병마와의 싸움, 길고도 긴 고통의 세월을 회상해보면 비바람 앞에 한낱 촛불과도 같았다.

나는 그 동안 많은 서적과 성현의 문헌을 섭렵하고, 전국에서 식이요법으로 생명을 구한 환우들과 보호자·가족들을 찾아서 조언을 구했으며 탐구하는 자세로 나의 지혜를 모았다.

연구하고 실험, 실천하는데 있어서 한 가지 한 가지마다 성분의 이로움과 해로움 등의 반응을 구분짓고 해석했다.

많은 자료와 나의 실험 결과, 기록해 놓았던 메모지 한 장, 한 문장도 놓치지 않고 최대한 정리한 결과를 책으로 출판하게 된 것이다.

절망의 심정으로 병과 외롭게 투쟁하는 환우들에게 조금이나마 도움이 되었으면 하는 간절한 나의 염원을 담았다.

나의 경우처럼 더 이상 험하고 고통스러운 인생이 없었으면 하는 심정에서 집필했기에, 나에게 이보다 보람스러운 일은 없을 거라 생각한다.

나는 문장력이 부족한 사람이다. 그리고 유감스럽게도 학술적이거나 전문적인 글을 쓰지도 못한다.

간장병 환자들에게 완벽하게 안내해 줄 전문적이고 체계적인 글을 쓰고 싶고 또 써야 하는 사람이지만 너무나 부족한 점이 많은 것이 사실이다.

비록 미비한 점은 많지만 한가지 분명한 것은 그 동안 끝까지 포기하지 않고 건강을 회복하기 위해 외로운 투병 속에서 체험한 식이요법의 지혜를 꾸밈없고 솔직하게 널리 알리고 싶을 뿐이다.

사람들에게 이 세상에서 가장 소중한 것이 뭐냐고 묻는다면 누구든 생명이라고 대답할 것이다. 하나밖에 없는 생명으로 단 한 번 이 세상을 살아가기 때문이다. 하지만 건강할 때는 그것의 소중함을 잊어버리는 것 또한 우리네 인생살이다.

오랜 세월 동안 견디기 힘들었던 절망의 시간들을 회상하다 보면 한숨이 절로 나온다.

이 자리를 빌어 물질적, 정신적으로 도움을 아끼지 않았던 많은 분들께 깊은 감사의 말씀을 드리는 바이다.

나는 다시 태어난 인생의 감격을 가슴 깊이 느끼며 오늘을 살게 해 준 고마운 분들께 항상 감사하고 지금 이 순간도 최선을 다해 살고 있다.

나같은 처지의 환우들이 더 이상 고통받지 않고 건강을 회복하여 희망의 날이 오길 바라는 마음에서 나의 투병 경험을 알려주고 싶다.

끝으로 나의 건강과 회복을 위해 오랜 세월 동안 열과 성의를 다해 노력하고 자신을 희생한 나의 아내에게 한없이 고마움을 표하고 싶다.

또, 이 책이 출간되기까지 부족한 원고를 잘 정리하여 주신 건강신문사 윤승천 사장님과 오늘이 있기까지 협조해 준 주변의 모든 분들과 나의 가족에게도 감사의 말씀을 드린다.

2001年 12月

김 응 태

| 차 례 |

    추천사                                                         4

    책을 내면서                                    6

## 제 1 부 내가 병에 걸린 이유

  1. 병의 근원이 되기까지                       15

  2. 완치가 어려운 병은 서서히 나타난다     20

  3. 간장병의 자각증상                            25

## 제 2 부 치료불가,
##        2개월시한부 삶의 절망

  1. 치료불가의 중병에 걸리다                    31

  2. 간암으로 사형선고 받다                        34

  3. 말할 수 없는 간암의 고통                       36

  4. 오랜 중병 앞에 효자없다                        39

  5. 맛으로 먹으면 안 된다                           42

  6. 따뜻한 말 한마디가 더 큰 힘이 된다      44

  7. 허약하면 악몽을 자주 꾼다                    46

  8. 자주 걸리는 감기 예방법                        48

  9. 승리는 하루아침에 이루어지지 않는다    49

  10. 생명은 누구에게나 소중한 것               53

| | |
|---|---:|
| 11. 판단에 의해 생명이 죽고 산다 | 56 |
| 12. 잠 못 이루는 밤의 고통 | 59 |
| 13. 죽어가던 고목에 꽃이 피다 | 61 |
| 14. 복권에 당첨되다 | 65 |
| 15. 경험이 최고의 스승 | 68 |

## 제 3 부 내 몸으로 식이요법 임상실험

| | |
|---|---:|
| 1. 내 몸으로 임상실험 | 75 |
| 2. 식이요법의 5대 법칙 | 78 |
| 3. 의료계와 자료의 아쉬움 | 86 |
| 4. 내 생명을 구해준 생 미역줄기 | 88 |
| 5. 간이 원하는 6가지 영양 | 91 |
| 6. 간은 우리 몸의 영양창고 | 94 |
| 7. 하늘이 내린 선물, 당근즙 | 100 |
| 8. 간장병에 해로운 식품 | 104 |

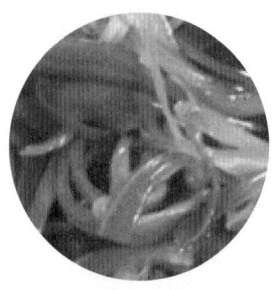

# 제 4 부 경이로운 식이요법, 나는 27년째 살고 있다

1. 경이로운 식이요법 12개 항목     137
2. 간에 최고로 좋은 식품들     148
3. 환자의 의지가 중요하다     150
4. 단백질의 중요성     153
5. 우리 몸의 활력소인 비타민     158
6. 물과 미네랄의 중요성     161
7. 적당한 운동과 아침 목욕     166
8. 함부로 약을 먹는 것은 위험하다     169
9. 건강은 건강할 때 지키자     173
10. 삶과 죽음의 기로에 우뚝 선 태양     177
11. 환우 가족을 만나고 불쾌했던 하루     179
12. 모든 환우에게 도움이 된다면     182

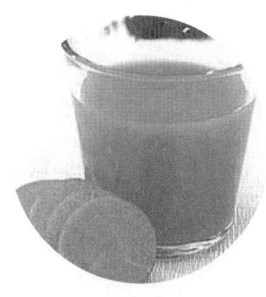

# 제1부
# 내가 병에 걸린 이유

○○○

 마음의 상처를 달래지 못하거나 가슴 아픈 일을 당한 사람은 반드시 간이 상하고 만다는 것을 나는 분명히 알게 되었다.
 마음의 상처는 간장병의 주된 원인 중에서도 최고로 크다.

# 1

## 병의 근원이 되기까지

어느 누구도 일생을 살면서 단 한 번의 고난도 겪지 않은 사람이 없겠지만 그래도 나의 인생역정은 너무나 험난한 길이었다. 태산을 넘고 나면 악산이 나오고, 악산을 넘고 나면 가시밭길이요, 가시밭길을 지나고 나면 망망대해의 바다를 건너야 하는 파란만장한 고난의 연속이었다.

내 가족들에게 실망을 주지 않기 위해, 눈물을 보이지 않기 위해 될 수 있는 한 억제를 하면서 살아왔다. 그동안 나는 좌절하지 않으려 무던히 애썼고, 병을 떨쳐내기 위해 겪은 시련이 수 천 번이었기에 참고 지내온 세월을 전부 기술하자면 수 권의 책으로도 모자랄 지경이다.

고난 속에서 나는 자꾸 무리를 하게 되었고 어느새 병은 내 몸 속 깊이 들어와 있었다. 소화는 전혀 되지 않았고 설사와 변비가 반복되었다. 또 피로가 쌓이면서 식욕이 점차 사라지고 몸무게는 한없이 줄어만 갔다.

보통 자식이 부모 속을 썩이는 행동을 하면 '부모 애간장 그만 녹여라' 라는 말을 한다. 누구라도 너무 비통한 일을 당하거나 속이 상하는 일이 지속되면 정말로 애간장이 녹는다.

마음의 상처를 달래지 못하거나 가슴 아픈 일을 당한 사람은 반드시 간이 상하고 만다는 것을 나는 분명히 알게 되었다. 마음의 상처는 간장병의 주된 원인 중에서도 최고로 크다.

모아둔 재산 하나 없이 가족의 생계는 나몰라라 하면서 장장 12년이란 세월을 도박으로 탕진한 나의 아버지. 가족과 주위의 만류에도 아랑곳하지 않고 이성을 잃은 채 도박에만 빠져 갖은 횡포를 일삼던 아버지 때문에 우리 가족은 절망할 수 밖에 없었다.

그런 세월이 오래되다 보니 우리 가족은 이웃과 친족들에게 신용을 잃은 것은 물론 비난의 대상이 되어 있었다. 그로 인해 나의 마음은 상할 데로 상했고, 점차 세월이 흐르다 보니 다시 돌이킬 수 없는 간암까지 오고야 말았다.

27세의 남동생이 갑자기 쓰려져 죽자 마음의 상처가 너무나 컸고, 며칠간 식사도 하지 않고 술만 마시며 무리를 했던 것이 화근이었다. 게다가 생업에 종사하면서 쌓인 과로가 더해져 몸은 만신창이가 되었다. 끝없는 피로와 함께 식욕이 없어지고 얼굴빛은 흑달이 되었다.

병에 걸리고 난 뒤 광주 시내의 병원과 약국을 수 차례 드나들며 진단도 받아보고 약도 복용하는 등 백방으로 노력했다. 하지만 무엇보다 병명을 정확히 알 수 없었던 것이 고통 중의 고통이었다.

그 후 먹어서 해로운 것은 아무리 맛있고 귀한 것이라도 끊으면서 지내왔고, 모든 식품과 약의 성분을 분석하기 시작했다.

그렇게 하다보니 식견이 부족했지만 나는 단백질, 지방질, 비타민, 칼슘, 탄수화물, 미네랄이 뭔지 또 그것들이 어떤 작용을 하는지 조금씩 알게 되었다. 나는 몸이 더 이상 버티기 힘들어 마지막 직장을 사퇴한 후 서점을 경영하게 되었다. 그러나 건강한 사람도 하기 힘든 일을 감당하기엔 한계가 있었다. 그래서 다시 서울 한양대학교병원에서 정밀 진단을 받았는데, 결과는 간암으로 2개월의 시한부 인생이라는 것이었다.

한동안 실의에 빠져 마음을 잡지 못하던 중 나는 후회하지 않도록 끝까지 최선을 다하자는 굳은 결심을 했다.

서울 한양대학교병원에서 있었던 일이다. 검사가 끝나고 복도 의자에 누워서 잠시 휴식을 취하고 있을 때 나와 나란히 3일 동안 종합검사를 같이 받은 60대 초반의 환자가 우유를 마시라며 권했다.

그래서 나는 속에서 받질 않아 아무것도 먹을 수가 없다고 사양했다. 그 분은 "젊은이가 무슨 병인데 고통이 그렇게 심해?" 하며 의아

해했다. 난 그때 이미 직감적으로 간경화나 간암을 예상하고 있었다.

대장검사를 마지막으로 끝낸 의사 선생님이 나를 부르셨다. 그래서 선생님 앞으로 다가갔지만 특별한 얘기가 없었다. 사람을 불렀으면 뭔가 용건이 있어서일 텐데 의사 선생님은 그냥 누군지 궁금했다고만 말씀하셨다.

나는 더욱 의아심이 생겨 병이 실제로 확인된 것 아닌가하는 생각에 말문이 막히고 초조했다. 나 대신 60대 초반의 환자가 의사 선생님께 다녀오더니 이렇게 말씀하셨다. "젊은이, 너무 상심말게. 간장에 이상이 있는데 크게 걱정 안 해도 된다고 하네. 위장도 좋지 않고 대장도 고통이 있을 거라고 하시네."

이미 예측하고 있었던 결과였기에 난 끝까지 최선을 다해보고 죽을 거라고 대답했다.

그 분은 나를 위해 아낌없는 조언을 해주셨다. "나는 간경화, 간암도 식이요법으로 회복되는 것을 본 적이 있네. 해로운 식품은 철저히 금하고, 지킬 것은 지키면서 노력하면 된다네. 옆집에 중소 기업을 운영하는 50대 중반의 가장이 있는데, 서울대병원에서 3개월 시한부 인생이라고 진단받았다네. 그런데 차츰 회복이 되어 6개월 후부터는 다시 회사에 출근도 하지. 현미밥, 당근즙, 미나리즙까지는 알겠는데 그 이상은 나도 잘 모르겠네. 가족과 타협한 후에 퇴원하면 전화주게나."

그래서 나는 퇴원 후에 바로 전화를 하고 찾아갔다. 가족들보다는 환자 자신이 직접 와서 듣는 것이 식이요법을 실천하는데 도움이 될 거라고 했기 때문이다.

나는 그곳에서 식이요법의 중요성과 해로운 음식을 왜 금해야 되는지에 대해 조목조목 설명을 들었다. 반드시 회복될 것이라는 믿음과 함께 여러 식품들의 구입과정, 보관과정, 조리과정에 대한 조언도 들었다.

집에 오는 도중 문득 이런 생각이 들었다. 간암 말기라 하더라도 어떤 식품이든 분명히 맞는 것이 몇 가지는 있을 것이라는 확신 말이다. 정확히 알지 못하기 때문에 고통을 받을 것이 뻔하지만 집에 도착하면 식이요법을 실천하면서 모든 식품들 즉, 약이든 채소든 과일이든 2회 이상 실험해 보리라 다짐했다. 아주 독하고 해로운 것은 2회 정도, 조금 순한 것은 5회 내지 6회 정도 실험하면서, 우선 물부터 생수만 마시기로 굳게 결심했다.

지구상에 나오는 수많은 식품들 중에서 간장병을 치료하는데 안성맞춤인 식품들을 발견하고 그것들의 이로움과 해악을 기록하면서 최선을 다해 보기로 했다.

지금도 마찬가지지만 당시에도 간장병이 완치되는 약은 개발되지 않았다는 의사의 말을 들은 터라 9개월 간의 실험과정을 거치면서 전국에서 간경화, 만성간염, 간암으로 고생하다 식이요법으로 회복했다는 수기를 있는대로 다 읽어보았다. 그리고 전국 각지의 회복한 분들을 찾아가 직접 만나면서 새로운 소식도 접하게 되었다.

# 2
## 완치가 어려운
## 병은 서서히 나타난다.

**봄이 가면** 여름이 오고, 여름이 가면 시원한 가을이 온다.

가을이 가고 겨울이 오면 눈이 내린다. 겨울이 지나고 나면 또 다시 봄이 오니 인간사 어찌 보면 짧은 것 같기도 하고, 한없이 긴 것 같기도 하지만 세월은 순리대로 흐를 뿐이다.

되풀이되는 계절의 변화 속에 나는 자꾸 병약해져감을 느꼈다. 피로란 것을 모르고 일에만 충실했던 나는 잠시 쉬는 동안 못 견디게 피로를 느끼기 시작했다.

직장생활을 하다보면 잠깐 그럴 때도 있겠지 여기며 별다른 관심을 두지 않았다. 그런데 1972년 가을경부터 갑자기 무기력해지면서 다리에 힘이 없어지고 소화가 안 되기 시작했다.

피로하긴 한데 잠을 깊이 이룰 수가 없었고 배가 자주 아프면서 설사와 변비가 반복됐다.

예전에는 피로가 오면 잠을 잤고 다음날 아침이면 피로가 풀렸지만 그때는 아니었다. 그렇게 약 보름쯤 지나자 소변까지 노란색을 띠기 시작했다. 약간 당황한 나는 약국을 찾아가 상담해 보았다.

약국에서는 힘든 일을 계속해 피로가 쌓이면 그럴 수 있다고 했다. 그래서 나는 그 일을 가볍게 생각하고 약국에서 주는 알 수 없는 성분의 약간의 약만 복용한 채 예전처럼 일을 계속했다.

그렇게 최초로 느낀 피로감이 죽음으로까지 몰고 갈 병의 근원이 될 줄은 꿈에도 몰랐던 것이다. 게다가 초기의 탈을 미연에 방지하지 못한 것이 화근이 되었다.

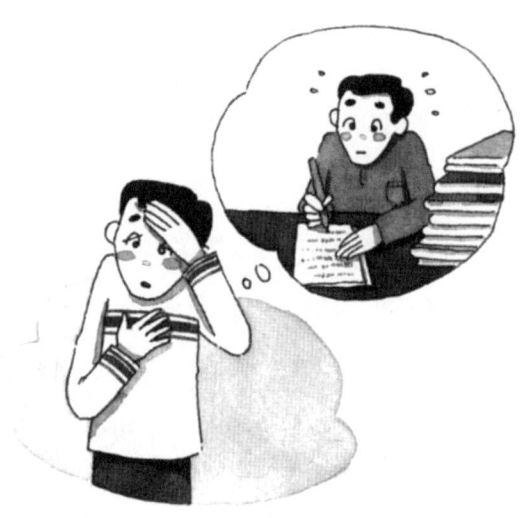

모든 병은 초기에 치료하고 더 이상 병이 커지지 않도록 해야 한다는 것은 상식이다. 그러나 사람들은 그것을 알면서도 대수롭지 않게 여겨 소홀히 하다가 큰 화를 당하고 뒤늦게 후회하는 것이다.

내가 체험한 바로도 드러나듯이 병이 커지는 것을 미연에 방지하기 위해서는 증세에 의한 판단 여하가 중요하다.

대개의 경우 본인이 느끼는 자각증상을 통해 병을 알게 된다.

예를 들어, 머리가 아프다, 구토증이 난다, 열이 난다, 숨이 가쁘다, 밤에 잠이 오지 않는다 등 증세는 다양한 형태로 나타난다.

특히 변비가 오면 잠을 설치게 되며, 잦은 설사 혹은 소화가 되지 않는 것은 몸에 큰 병의 그림자가 비쳐오는 전조증상일 수가 있는 것이다.

음식물이 흡수되는 과정이 원할하지 않고 숙면을 취하지 못할 때는 몸 어딘가에 이상이 생겼다고 할 수 있는 것이다.

냇물도 막히면 물이 더러워지고 물의 근본을 상실하는 것처럼 인체에서도 어느 한 곳에 이상이 생기면 혈액이 정상적으로 순환되지 못해 병이 생긴다.

사람은 하루 24시간을 쉬지않고 활동할 수 없다. 적당한 수면이 필요한데 유아 때는 16시간, 유년 시절은 12시간, 청소년기에는 8시간, 이후에는 6~7시간의 수면을 취하면 피로가 풀린다고 한다.

40세에서 50세까지는 활동량에 의해 차이가 있으나 최소 5시간 정도는 수면을 해야 정상이며, 55세가 넘고 활동량이 많지 않은 경우

4시간 정도면 적당하고 더 많이 자려고 노력해도 지루하고 잠이 오지 않는다. 사람이 늙으면 어릴 적 달콤한 잠의 기억을 망각하고 잠이 없어진다고 한다. 그래서 옛말에 시어머니가 며느리 방 앞을 새벽부터 걸어 다녀 젊은 며느리의 새벽잠을 깨운다는 얘기가 있다.

누구나 수면시간을 넉넉히 하여 푹 자고 싶지만 가난이 죄라고 생활 여건상 시간이 허락되지 않아 수면시간이 충분치 않은 경우가 있다. 그러다 과로가 계속되면 간경화나 간암에 걸리게 되고 한참 살만할 때 미처 그것을 누려볼 여유도 없이 죽게 되는 경우가 허다하다. 만성적인 수면 부족과 과로는 간장병의 근원이 된다는 것을 알아야 한다.

모든 병에는 일정한 증세가 나타나고 그 자각증세를 확실하게 아는 것은 매우 중요한 일이다. 예를 들어 급성 폐렴의 경우는 먼저 오한이 오고, 40도가 넘는 고열이 나며 찌르는 듯한 흉통이 나타난다. 또 호흡은 얕으면서도 빨라지며 때로는 호흡곤란이 오기도 한다.

고열이 나는 증세도 그것이 나타나는 상태나 경과, 수반되는 합병증세에 따라 질병의 종류가 달라지며 이것이 진단의 근거가 된다. 또 같은 병이라도 사람에 따라 그 증세가 달리 나타나는 경우도 있다.

자각증세는 질병의 진단이나 그 정도를 아는데 매우 중요한 근거가 되기도 하지만 이것만을 판단의 근거로 삼는 것도 위험하다. 본인이 자각했을 때에는 벌써 병이 상당히 진행되어 때로는 손을 쓰기에 너무 늦은 경우도 있다.

나의 아내는 피로하면 집에서 쉬었다가 회복이 된 후 출근할 것을 권했지만 이 정도쯤이야 하고 직장에 나가곤 했다.

책임감 때문에 출근은 했지만 날이 갈수록 피로는 짙어져갔다.

피로가 오기 시작한 후 6개월 무렵부터는 여러 가지 다른 증상이 동반되어 나타났다.

# 3
## 간장병의
## 자각증상

간혹 증세가 확실해도 병원에서 병명이 발견되지 않는 경우가 있다. 이런 경우를 대비해서 간장병의 증상을 순서대로 나열했다. 다음과 같은 증상이 나타나면 간에 크게 이상이 생겼다는 것을 명심하고 하루 빨리 치료에 임해야 한다.

1. 피로감이 극심하게 지속되며 눈을 뜨지 못할 정도로 눈이 자주 감겨도 숙면은 취하지 못한다.
2. 변비가 심해 3~4일씩 배설이 되지 않는다. 설사 배설되더라도 양이 적고 습기가 없이 마른 상태로 배설되 매우 고통스럽다.
3. 소변이 노란색이며 횟수가 잦아진다.

4. 소화가 되지 않고 속이 더부룩하다.

5. 가슴이 답답하다.

6. 식욕이 없어진다.

7. 혀에 백태가 낀다.

8. 눈이 쉽게 피로하고 간지럽기도 하며 눈알이 빠지는 것 같다.

9. 기억력이 매우 떨어진다.

10. 잠이 오지 않아서 밤이 너무 고통스럽다.

11. 잠을 자고 일어나도 피로가 풀리지 않고 어깨가 뻐근하다.

12. 항상 허리가 아파서 정상적으로 누워있기가 힘들다.

13. 입술이 항상 습기 없이 메마른다.

14. 몸에 열이 많다.

15. 식은땀이 흐른다.

16. 손발이 얼음장 같이 차다.

17. 피부가 거칠다.

18. 항상 머리가 아픈데, 특히 오후 5시 이후에 심하다.

19. 등과 목, 가슴에 검은 반점 혹은 붉은 반점이 생긴다. 목 부근의 피부가 우둘두둘 솟아오른다.

20. 몸이 간지럽다.

21. 머리카락이 많이 빠진다.

22. 음식을 먹은 후엔 항상 배가 아프다.

23. 설사를 자주 한다.

24. 입에서 악취가 난다.

25. 방귀가 자주 나오고 냄새가 독하다.

26. 식사 후 헛배가 부르다.
27. 현기증이 자주 난다.
28. 뒷골이 아프다.
29. 가슴이 두근거린다.
30. 옆구리가 결린다.
31. 숨이 막힌다.
32. 끊임없이 졸음이 온다.
33. 얼굴에 기미가 오며 검어진다.
34. 손바닥에 붉은 반점이 보인다.
35. 다리에 힘이 없다.
36. 손발에 쥐가 자주 난다.
37. 한숨이 자주 난다.
38. 몸무게가 계속 줄어든다.
39. 치아가 약해진다.
40. 찬 바닥에 눕지 못한다.
41. 손발에 못이 단단하게 생기며 땀이 많이 난다.
42. 신경질이 자주 난다.
43. 아침에 일어나기가 힘들다.
44. 배 안에서 소리가 많이 난다.
45. 기름진 음식이 받지 않는다.
46. 삼복 더위에도 찬물로 목욕하지 못한다.
47. 통풍이 안 되는 옷을 입을 수 없다.(가죽, 나일론 등)
48. 정력이 완전히 없어진다.

## 제2부

# 치료불가 2개월 시한부 삶의 절망

○○○

나는 죽음 후에 일어날 일에 대해 공상하며 부모, 가족, 친구들과 멀리 떨어져 혼자서만 저승에 갈 생각을 하니 가슴이 메이고 한없는 외로움에 눈물을 흘렸다.

# 1

## 치료불가의 중병에 걸리다

나는 날카로운 성격을 지닌 아버지 밑에서 평탄치 않은 청소년기를 보냈다. 어려운 환경 속에 성장하면서 말 한마디 못했고 반찬투정 한 번 한적이 없었다.

그런데 하루가 다르게 입맛이 없어지며 소화불량이 됐다. 그래도 참고 얼마간 지내다 보니 허약한 몸으로 변해버렸다. 간에서 전혀 영양공급이 되지 않고 해독을 시키지 못하니 식사 때가 되면 5분을 참기가 어려웠고, 먹고 나면 너무 피곤해서 그 고통은 이루 말할 수가 없었다.

배는 더부룩하고 활동력이 저하되며 피로감은 날로 더해갔다. 눈은 충혈되고 황달기가 계속되며 잠자리에서 일어나려면 어지럽고 다리에 힘이 없으며 매사에 의욕상실이 되었다.

또 성격이 신경질적으로 변해 가족에게 화를 잘 내며 불안감을 느꼈다. 이 정도 상황이면 바보가 아닌 이상 자기 몸에 이상이 생겼다는 것을 알게 된다.

타인에게는 태연한 척 행동했지만 왠일인지 돌아서기만 하면 검은 그림자가 따라다니는 것처럼 초조하고 불안했다. 이런 증세에 대한 내 나름의 망상은 밤에도 잠이 오지 않을 정도여서 불면의 시간들이 나를 더욱 고통스럽게 했다.

낮이나 밤이나 무서운 흉몽에 시달려 어떤 때는 깨어 있는 것이 더 다행스러울 때도 있었다.

나의 고통을 가족이나 친구에게 상의하면 약을 복용하고 휴식을

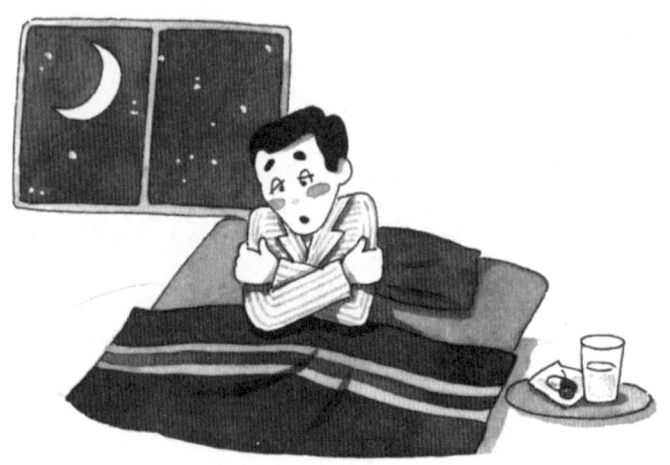

취하면 좋아질 것이라는 말만 되풀이했다.

간혹 어떤 이들은 위로의 말로 정신적인 극복이 가장 중요하다며 진심으로 걱정해 주기도 했다. 여러 병원을 찾아 진찰을 받고 또 약국에 가서 증상을 말씀드리고 상담해 보기도 했다.

하지만 정확한 병명이 나오지 않고 신경성 위장장애나 과로로 오는 증상이니 휴식을 많이 취하라며 약을 지어 줄 뿐이었다.

그러나 약을 먹고 지시대로 해보아도 차도는 커녕 더욱 심해져갔다. 이 병의 고통과 아픔은 경험하지 않은 사람은 절대로 알 수 없다.

# 2

## 간암으로
## 사형선고 받다

        **나는 여러** 병원을 다니면서 나의 병이 간암이 아니기를 기대했다. 그것이 오진이 아닐지라도 속으로는 행여나 하는 마음으로 쉽게 치료되는 병이기를 원했던 것이다. 이런 마음은 환자의 부질없는 희망이요 삶에 대한 애착이겠지만 비단 나만이 느끼는 감정은 아닐 것이다. 의사는 간이 굳었다고 쉽게 말을 내뱉지만 간암은 무서운 병이요 난치의 병이다. 이 무서운 운명을 어떻게 피할 것인가.

  엄청난 시련의 가시밭을 어떻게 벗어날 것인가. 어쩌면 다시는 예전의 건강한 모습을 되찾을 수 없을지도 모른다. 간경화나 간암에 걸리면 결국 고치지 못하고 죽는다고 들어왔기 때문에 죽음은 이미 나에게 다가오고 있다고 느꼈다. 또 죽음을 앞두고 느끼는 절망과 좌절감은 같이 나눌 수도 없는 것이라 더욱 우울하게 만들었다.

건강은 건강할 때 지켜야 한다. 참으로 예측할 수 없는 일 중 하나가 바로 건강이다. 그래서 누구도 건강에 대한 자신감을 가질 수 없다. 병은 불시에 기습하기 때문에 누구도 장담할 수가 없는 것이다. 그런데 모든 사람이 병에 시달려도 나만은 영원히 살 수 있을 것이라는 착각속에서 살았었다. 얼마나 고민했던지 머리카락이 한움큼씩 빠지고 속눈썹까지 다 빠졌다. 나의 병에 관해서도 진행과 예후를 소상하게 알고나서 놀라움과 실망은 더 커졌다.

처음 나의 병에 대해 안 후부터 지금까지 30년이 넘는 세월이 흘렀다. 그동안 나는 간에 대해 공부했고, 간암이라는 불치의 병 뒤엔 죽음이 기다리고 있다는 것도 알았다. 또 나의 주변에도 많은 사람들이 이 병으로 죽어가고 있다는 것도 알았다.

나는 병이 치유되지 못하고 죽는 한이 있더라도 집에서 가까운 곳에서 치료하고 싶었다. 그것은 너무나 쇠약해지고 마음도 약해져서 기도 하지만 무엇보다 가족이 있는 곳에서 치료하고 싶었기 때문이었다. 천운으로 건강을 되찾을 수 있을까. 만약 내가 죽으면 가족과 형제들은 어떻게 될 것인가.

나는 죽음 후에 일어날 일에 대해 공상하며 부모, 가족, 친구들과 멀리 떨어져 혼자서만 저승에 갈 생각을 하니 가슴이 메이고 한없는 외로움에 눈물을 흘렸다.

# 3

## 말할 수 없는
## 간암의 고통

 옛말에 재물을 잃는 것은 조금 잃는 것이요, 신용을 잃는 것은 많이 잃는 것이요, 건강을 잃는 것은 전부를 잃는 것이라 했다.

 몸에 기력이 떨어져 누워만 있을 때, 과거 어려웠던 시절에 도움을 받고 아직 보답하지 못한 분들이 생각났다.

 그 분들도 백만장자라서 나에게 도움을 준 것이 아닐텐데 이대로 세상을 떠나서는 안 되겠다는 각오를 다졌다. 그리고 언젠가 회복되면 찾아뵙고 보은의 정을 나눌 때가 오기를 기원했다.

 세상엔 모진 태풍과 비바람이 몰아치는 광야만 있는 것은 아니다. 언젠가 구름이 걷히고 밝은 태양이 비칠 날이 온다.

강인한 인내와 끈기로 한때의 괴로움을 극복하면 반드시 좋은 날이 오리라 믿는다.

인생은 무거운 짐을 짊어지고 먼 길을 가는 나그네와 같다. 너무 고통스러워서 생명을 포기할까 싶은 마음이 들 때면 나만 바라보며 사는 가족에 대한 책임감이 엄습해온다. 늙으신 부모님과 어린 자식들을 생각하면 너무 안타깝고 괴로운 심정이었다.

무슨 박복한 운명인지 만성간염으로 시작, 장장 25년 간 병마와 싸우며 오늘에 이르기까지 갖은 수난과 고통을 맛봐야 했다.

한달에 최소 4회 정도는 위험하게 넘길 때가 많았으니 다음 달, 다음 해가 나에게도 올까 싶었다.

어떤 때는 연속 3개월 정도 걸을 수 없는 시기가 있었고, 수 천번 생명을 잃을 뻔한 위기를 견뎌야 했다.

병을 극복하기 위해 많은 사람들을 만나 자문을 구하며 관련 책을 탐독하고 경험과 지식을 얻는 등 참 많은 일들을 겪었다.

서울에 있는 병원에서 퇴원한 후 나는 이 병의 근원을 알아야 치료할 수 있다는 생각을 했다. 그래서 약을 비롯한 사람이 먹을 수 있는 모든 종류의 식품을 하나하나 먹어보고 성분별로 분석하기로 했다.

설사가 나거나, 배가 아프거나, 소화불량이거나, 변비가 오거나, 피로가 오거나, 쥐가 나거나, 수족이 차가워지거나, 눈이 충혈되거나, 몸이 간지럽거나, 귀가 울리거나, 수면불능이거나, 토하거나 하는 증세를 해로움으로 구분했다.

소화가 잘 되거나, 변비없이 배설이 잘 되며 소변이 정상이고, 피로가 가시고, 숙면을 취하는 것이나, 속이 시원하게 뚫리는 기분, 밥맛이 당기는 증상을 이로움으로 구분했다.

물론 이것들을 정확히 파악하는 데에는 실천 의지가 강해야 한다. 누구는 태어날 때부터 박사였겠는가. 배우고 복습하며 각종 문헌을 참고삼아 연구해서 얻어낸 지식으로 그 분야에서 최고의 위치에 오르는 것이다.

마음대로 활동하지 못하는 상황에서 나 혼자만의 힘으로 모든 재료를 조리하고 테스트한다는 것은 불가능했다.

온 마음과 정성을 다해 병든 남편을 지켜준 아내의 협조가 있었기에 식이요법을 실천할 수 있었다.

식이요법의 실천과 실험으로 내 생명을 구하고 나같은 고통을 겪는 환우들의 꺼져가는 생명을 살릴 수 있다면 이보다 더한 기쁨이 있을까. 그 때부터 최선을 다해 한 종류씩 실험하여 간장병에 좋은 식품과 해로운 식품을 알아내게 되었다.

# 4
## 오랜 중병앞에 효자 없다

계절이 바뀌는 시기는 몸이 적응하기가 더욱 곤란해진다. 빨간 단풍, 높은 하늘을 보며 가을을 느껴보지만 내 몸은 고통의 연속이고 마음은 너무도 외로워진다.

무더운 여름철은 맥빠진 간환자에게는 호흡하기가 힘들어 몸이 극도로 쇠약해지는 계절이다. 대부분 환자들이 여름에 생명을 많이 잃게 되며 지내기가 힘들다.

더운 여름에도 찬물로는 목욕을 할 수 없으니 가족들의 고통이 너무 크다. 가을은 그럭저럭 지낼만 하지만 겨울은 수족이 얼음장처럼 차가워지기 때문에 추위를 못 견딘다. 봄에는 축 늘어진 버들가지처럼 생기가 없다.

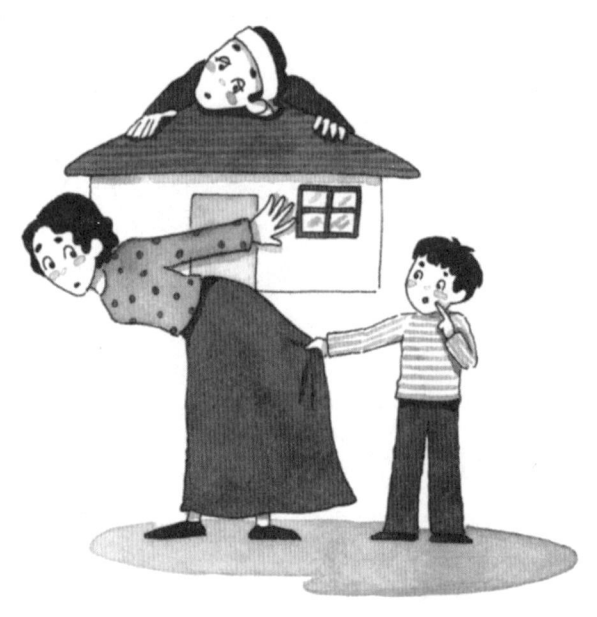

　해로운 음식을 알지 못하고 먹었을 때, 알고도 실험하기 위해 먹었을 때의 고통은 표현하기가 힘들 정도다.

　단 1분도 자지 못하고 밤새 몸부림치며, 뱃속은 전쟁이 난 것 같이 요란스럽다. 전신마비가 오고 설사, 변비로 몸부림을 치던 경험이 수백, 수 천 번이었다.

　그 때마다 정신력으로 인내하며 버텼다. 산다는 것이 너무 괴로웠다. 무슨 운명으로 힘없는 나에게만 무거운 짊을 지워주고 걸어가라 하는 것일까.

　거리를 활기차게 걷는 이들을 보면 저 사람들은 무슨 복이 많아 저렇게 건강할까, 모든 이들이 건강하게 살 수는 없는 것일까 생각해

본다.

  오랜 세월을 병상에 있었기에 가족의 얼굴에서 웃음이 떠나간지 오래다. 희망없는 병이기에 가족들은 이미 지칠 대로 지쳐 있었다. 옛말에 3년 중병 앞에는 기둥뿌리가 남지 않으며, 7년 중병에는 가재도구가 안 남는다고 하였으니 25년간의 투병에 남아있는 게 무엇이겠는가.

  열심히 일해도 살기 힘든 판국인데 있으면 있는 대로 쏟아부은 치료비는 밑 빠진 독에 물붓기였다. 생각하면 가족들에게 너무나 죄스러울 뿐이다.

## 5 맛으로 먹으면 안된다

**맛으로 먹으면** 안 된다

간장병 환자가 맛있는 것을 먹으려는 생각을 가지는 것은 금물이다. 건강한 정상인은 상관없겠지만 이 병에는 맛있는 것 중에 해로운 것이 너무 많다.

맛있는 것을 찾는 것은 식이요법에는 절대로 맞지 않다. 이 병에 이로운 비타민 A나 단백질이 많이 들어있고 소화가 잘 되며 변비 없이 배설이 잘되고 수면을 충분히 취할 수 있는 식품을 선택해야 한다. 또한 소식해야 하고 일정한 시간에 규칙적으로 먹어야 한다. 아무리 좋다고 하더라도 거부반응이 있으면 절대 금물이다.

경제적 여건이 되지 않을 경우, 장기간 식이요법을 하는 것은 부담이 된다.

주식인 현미만으로 치료가 다 되는 것도 아니고, 복합적인 치료가 요구되므로 야채즙, 해초류, 생선 등 섭취해야 할 것들이 까다로워 모든 것이 쉽지만은 않다. 또한 열과 성의가 따라야 하며 운동을 해야 하는 것 또한 부담이 된다.

환자는 경제적 문제는 신경을 쓰지 않아야 하나 눈에 보이면 신경을 쓰지 않을 수 없으므로 이것이 문제다.

가정이 경제적으로 안정이 돼야 장기 치료가 가능하므로 부담이 크게 작용하는 것은 사실이다. 그래도 환자는 오직 병 치유에만 전념을 할 수 있어야 차도가 나타난다.

# 6
## 따뜻한 말 한마디가 더 큰 힘이 된다

누구든 음식이 맛이 있든지 없든지 혹은 값이 싼 음식이든지 비싼 음식이든지 맛있게 먹어주면 상대방의 기분도 좋아진다.

무슨 음식이든 가리지 않고 잘 먹을 수 있다면 얼마나 좋을까마는 개인 사정이나 건강상의 이유로 부득이하게 먹지 못하는 경우가 있을 수 있다.

간혹 모임에서 어떤 음식은 삼가고 내 몸에 맞는 것만 먹는다고 말하면 혹자는 "무얼 그렇게 까다롭게 가려 먹어요? 아무 거나 있는 대로 다 먹어두면 좋은거 아닌가?"라고 반문한다. 그렇게 말하는 사람의 의도는 정확히 알 수 없지만 환자인 나로서는 솔직히 섭섭하다.

나도 무엇이든 다 먹고 싶지만 부득이 해로워서 참는 것이다.

중병을 앓는 환자에게는 희망과 용기를 가질 수 있게 하는 말 한마디가 더 큰 힘이 된다.

병든 몸으로 허공을 바라보고 있을 때, 선배님 한 분이 병문안을 오셨다.

"세상에는 쉬운 길만 있는 것이 아니네. 동생이 이렇게 모진 병으로 고통을 받으며 많은 시련을 겪는 것은 언젠가 더 좋은 계기가 될지 몰라. 어두운 밤만 있는 것은 아니네. 내일은 밝은 태양이 떠오를걸세. 용기는 인간의 보약이네. 부디 용기를 잃지 말게나."

너무 고마운 말씀이었다.

# 7
## 허약하면 악몽을 자주 꾼다

상상도 하기 싫을 정도로 무서운 동물이 나타나는 꿈, 높은 벼랑에서 떨어지는 꿈, 귀신이 데리러 오는 꿈, 누구와 다투는 꿈, 멀리 떠나서 돌아오지 못하는 꿈, 물에 빠져서 고생하는 꿈, 불에 타는 꿈, 도깨비가 보이는 꿈…….

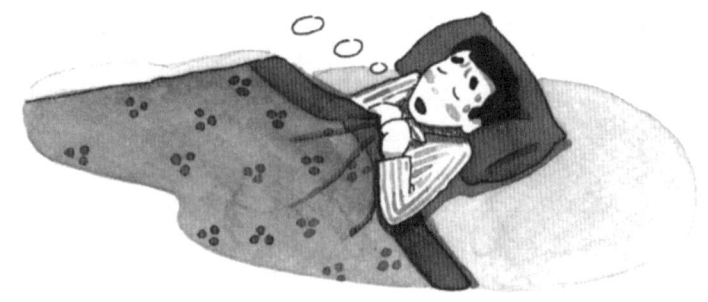

왜 사람이 병이 들어 허약해지면 이런 꿈을 꾸고 놀라는지 이해가 안 된다.

시원한 꿈이라면, 가을 단풍이 물든 먼 산을 향해 끊임없이 날아가는 꿈이었으면 얼마나 좋을까. 춥지도 덥지도 않은 곳으로 가는 꿈이라면 좋았을 것을. 왜 자꾸 흉몽만 꾸는지 이것도 고통이다.

# 8

## 자주 걸리는 감기 예방법

　**맑고 파란** 하늘을 볼 수 있는 가을을 싫어하는 사람은 아마 드물 것이다. 시원하고 습기가 적당하며 공기가 깨끗한 계절이기 때문이다.

　비가 오는 날은 습기가 많고 호흡하기 곤란해서 물에 젖은 솜마냥 몸이 천근만근 무거워진다. 게다가 거동이 불편하며 가슴이 답답하고 소화가 되지 않는 데다 심하게 피로가 오고 수면 불능이 된다.

　감기는 저항력이 약해질 때, 공기가 나쁠 때 걸리기 쉽다. 이것을 미리 예방하는 방법이 있다. 저녁 식사 후나 잠자리에 들기 전, 소금을 씹어 물을 머금고 헹구어 내기를 몇 번 반복하면 절대 감기에 걸리지 않는다.

# 9
## 승리는 하루 아침에
## 이루어지지 않는다

**깨끗한 환경**, 아름다운 경치, 맑은 물은 기분을 상쾌하게 하고 맑아지게 한다. 그래서 좋은 환경은 인간이면 누구나 꿈꾸는 이상일지 모른다. 이웃을 생각할 줄 아는 마음, 몸이 불편하거나 불우한 이웃을 여러 방법으로 돕는 이웃을 보노라면 내 마음도 흡족해지면서 한편으로는 자책감이 들기도 한다. 모든 분야에서 맡은 일에 최선을 다하는 것이 정말로 아름다운 정신이다. 간장병 환자도 마찬가지다.

자신의 건강을 회복하기 위해 최선을 다해 노력할 때, 그 이상 아름다운 것은 없다. 간장병 환자는 건강한 일반인보다 항상 음식에 주의를 해야 생명을 유지할 수 있다.

내가 지금까지 실천하고 강조했던 식이요법은 육류가 많이 들어가는 서구식 식단으로 살아가는 사람이나 전문가적 입장에서 볼 때 원시적이고 비과학적일 수도 있다. 그러나 30여년이 지난 오늘에도 이 식이요법은 변함이 없다. 이 방식은 나의 하나밖에 없는 고귀한 생명을 구해준 원동력이기 때문이다.

오랜 세월 동안 실천해 온 식이요법과 환우들과의 대화 속에서 얻어낸 경험을 토대로 부족하나마 체험 그대로 기록하였다.

다만 본인의 문장력이 부족한 관계로 더 체계적으로 기록하지 못함을 양해바란다. 무엇을 어떻게 하겠다는 생각보다는 실천이 가장 중요하다는 것을 강조하고 싶다.

그리고 나는 이런 식이요법을 실천해 오랜 세월동안 생명을 연장했다는 것이지 이 방법이 모든 환우들에게 모두 적합하고 절대적이라는 말은 아니다. 나처럼 노력한다면 분명히 희망의 빛이 보일 것이니 식이요법을 열심히 실천하기 바란다.

나이 50이 넘어서 어느 정도 건강을 되찾고 이제 70세가 넘고 보니 감회가 남다르다. 내가 뒤늦게나마 이만큼 건강을 찾은 것은 그때그때 겪은 투병 중에서 어떤 식품이 어떤 역할을 하는지 매일 일기로 남긴 덕이다.

해로운 것은 끊고 이로운 것만 복용하는 식이요법을 매일 반복하면서 나의 증상유무를 점검하며 실험했다. 바로 내가 환자요 의사요, 물리치료사가 되기도 하면서 스스로를 점검하고 고통과 싸워 마련한 나의 식단이 중병환자였던 나를 살린 기적의 식이요법이 된 것이다.

나는 전국 여러 곳을 찾아다니며 만난 환우들에게서 확신을 얻었다. 서울에서 병원을 경영하는 원장의 부인이 병환으로 고생하신 수기를 감명깊게 읽었다. 이 부인의 병이 현대 의학으로 치료를 받아도 차도가 없자 남편인 원장이 병원문을 닫고 본격적으로 식이요법을 실천하여 생즙으로 수개월간의 치료 끝에 회복됐다는 내용은 나에게 큰 도움이 되었다.

식이요법으로 생명을 구한 이들과 치병자들의 문헌을 모아 익히고 또한 내 나름의 생각대로 연구하면서 구체적으로 실험하여 식단을 마련했다. 이것을 시간 제한을 두어 철저히 이행했다. 그러면서 나의 신체 곳곳의 반응을 스스로 점검할 수 있었고 갖가지 식품과 약도 실험할 수 있었다.

실험과정을 기록한 일기는 간장에 맞는 것이 무엇인지 오랜 투병 생활의 실험서와 지침서가 되어 준 것이다. 일기라 할 것도 없이 그날 그날의 체험을 그냥 기록해나갔다. 자고 일어나서 손발이 더 차지진 않았는지 머리가 덜 아프다든지 소변색이 노란색에서 투명하게 변한다든지 몇 퍼센트 정도 진전이 있었는가를 기록했다.

변비없이 배설이 시원스럽게 되는지, 즙을 마시고 난 후 소화되는 느낌, 50번 씹었을 때와 30번 씹었을 때의 차이, 콩류 음식을 먹었을 때의 쾌감과 불쾌감, 보리밥을 먹었을 때의 소화량, 다리 힘이 있는지 없는지, 전산에 힘이 있는지 없는지, 쇠고기를 100g 먹었을 때와 200g 먹었을 때의 소화여부 등 5주나 6주 정도 실험하면 내 몸에 무엇이 맞고 안 맞는지 알게 된다.

완전히 알려면 2개월 정도는 지나야 한다. 내 몸에 맞지 않는 것은 속에서 받아주지 않는다는 뜻이니 아무리 맛이 좋더라도 과감히 끊으며 멀리한다. 그 후에 그 기간이 되면 참으로 도움이 된다는 것을 절실히 깨닫게 된다. 이것을 며칠만 하고 말 것 같으면 차라리 안 하는 것이 좋다. 말만 요란하고 실천하지 않는 자, 게으른 자, 기백이 없는 자는 사회에서 뿐만 아니라 투병에서도 승리할 수가 없다.

꾸준히 실천할 수 있는 의지가 있어야 함은 물론이요, 무엇보다도 건강은 누가 가져다주는 것이 아니고 내 스스로 찾아야 한다는 생각을 가져야 한다. 이 세상 모든 승리가 하루아침에 오지 않는다.

만성이 되어버린 간장병도 여유있는 마음가짐으로 꾸준히 치료해 나가야 한다. 철저히 식이요법을 실천한다고 해서 갑자기 간이 좋아지는 것도 아니다. 시간이 흐르면서 서서히 간이 나빠졌듯 간이 좋아지는 순서도 그만큼 비례한다. 간에 좋은 식사를 한다고 하여 진통제처럼 감쪽같이 바로 낫는다는 생각은 버리자. 병을 회복하겠다는 마음은 바빠지고 몸은 따라주지 않으니 거기서 오는 초조와 불안감은 오히려 악순환을 가져올 수 있다는 것을 알아야 한다.

간장병에 좋은 식이요법을 행하고 있다고 해서 너무 큰 기대와 효과를 바라지는 말자. 차분히 해나가는 과정에서 병은 차츰차츰 호전이 된다는 느긋한 생각으로 임해야 할 것이다.

# 10
## 생명은
## 누구에게나 소중한 것

성실한 삶이란 말로는 쉽다. 때로는 자포자기 하고 싶은 순간을 견뎌야 하며 생명의 존엄성을 망각하기도 한다. 한 생명이 삶을 위해서 어떻게 지내왔고, 어떻게 싸워 견뎌냈는지 그 많은 사연들을 천만 분의 일도 글로써 표현할 수는 없지만 나는 행복과 불행과 슬픔 모두를 맛보았다.

누워 있으면 다리에 쥐가 나고 눈을 감으면 헛된 생각들이 엄습한다. 큰 동굴에서 염라대왕이 나를 부르며 '왜 오지 않았느냐? 동행하라' 하였다.

호화찬란한 곳에 많은 사람이 우글대고 있었는데 누군가 나에게 말했다. '당신은 아직 연도와 일자가 멀었는데 서류를 잘못 작성하여 실수로 왔으니 나가시오.' 동굴 밖으로 나와 눈을 떠보니 꿈이었고 그 때 시간이 새벽 1시 반이었다. 사납고 무서운 꿈이었다.

　길을 가다 상여 소리를 듣거나 장의차를 보면 다음이 내 차례가 아닐까 수없이 생각해 보았다. 언젠가 나는 아내에게 내가 묻힐 땅을 시내에서 그리 멀지 않은 곳에 준비해 달라고 부탁했다. 또 너무 섭섭해 말고 아이들을 잘 키워달라고 유언을 남겼었다.

　좋다는 약은 다 구해 먹고 유명한 병원은 모두 다녀 보아도 차도 없이 악화될 때는 천길만길 낭떠러지로 떨어지는 기분이다.

　세월이 너무 고통스럽고 지루하게 느껴지며 그 길이 그렇게도 험하고 길게 느껴진다. 그 곳을 빠져나오기가 그렇게도 어려운 것인가. 잠이 깨면 그 괴로움이 제발 꿈이기를 바라지만 악몽같은 기나긴 시간들은 끝나지 않았다.

　나와 같은 동병으로 살아난 모든 사람에게서 얻어낸 자료는 참으로 값진 보배이며 경험, 문헌, 체험담이야말로 고귀한 생명을 비추는 등불이었다. 이런 자료들은 나를 생명의 길로 인도해 주었다. 괴로움과 고통을 마다하지 않고 끝까지 간호해준 나의 아내가 오늘날의 나를 있게 해 주었다.

　아내는 '모든 것이 하루아침에 되는 것이 없으니 조금만 지나면 회복될 것'이라며 인상 한번 쓰지 않고 간호해 주었다. 오로지 남편을 위해 희생한 아내가 아니었다면 오늘의 건강은 존재할 수 없었을 것이다. 나의 건강은 나에게 온갖 정성을 다한 아내의 지극한 희생의 댓가로 얻어진 셈이다.

　언제나 잔잔한 미소로 대하고 밤낮을 가리지 않고 정성껏 생즙을 만들어 줌으로써 나에게 힘과 용기를 주었던 아내에게 고마움을 느낀다.

　또한 물심양면으로 많은 도움을 아끼지 않았던 셋째 여동생에게 감사하다는 말을 전하고 싶다. 주변분들의 고마운 은혜와 따뜻한 인정이 있었기에 나의 건강도 있다는 사실을 알게 되었고 인생의 소중함을 다시 한 번 생각하게 되었다.

　진실로 생명은 누구에게나 소중한 것이면서도 무엇으로도 바꿀 수 없는 고귀함 그 자체다. 나는 오늘도 모든 분들에게 감사하는 마음으로 살아간다.

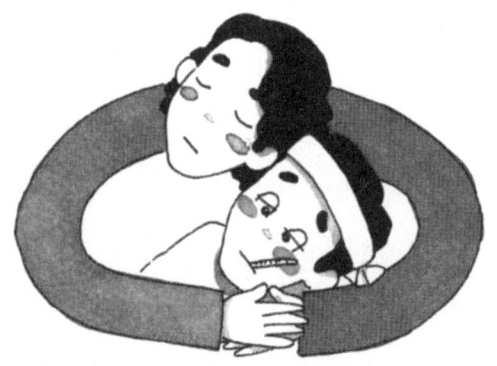

# 11
## 판단에 의해 생명이 죽고 산다

환우들을 만나보면 대부분 어떤 특효약을 먹고 회복했느냐고 묻는다. 내가 어떻게 회복했는지 한마디로 대답하기는 어렵다. 세상사 모두가 하루아침에 이루어지는 것은 아닐진데 모두들 너무 성급하게 회복되기를 원한다.

성공한 이들의 면면을 들여다보면 슬프고 힘들고 외로울 때가 더 많았다는 사실을 알아야 한다.

병을 회복하는데도 마찬가지다. 식이요법을 하면서 적당한 운동을 병행하고 고통스럽더라도 참고 노력하는 인내, 해로운 것을 버릴 줄 아는 지혜, 욕심을 버리고 소식할 수 있어야 한다.

그동안 내가 찾았던 병원과 약국에서는 정확한 병명을 찾아내지 못하고 단순히 과로에서 비롯된 증세라고만 판단했었다.

물론 개인의 자각증세도 중요하지만 병원측의 안이한 판단이 얼마나 환자를 불행하게 만드는지 한번쯤 문제를 제기하고 관심을 가질 필요가 있다.

흔치는 않지만 더러 오진이나 증세의 잘못된 판단으로 병을 다른 방향으로 악화시키는 경우도 있기 때문이다.

내 주변의 한 환자가 진찰을 받았는데 A, B 병원의 진찰 결과가 각각 다르게 나오는 경우가 있었다고 한다. 오진으로 인해 빨리 쾌유할 수 있는 병도 고생하고 가산만 탕진하는 불행한 경우도 더러 본 적이 있다.

또 병으로 고통받다 죽은 사람들 중에는 제때 손을 쓰지 못하고 때를 놓쳐서 불행을 당하는 경우도 많다. 질병이나 사고는 미리 예고하고 찾아오는 것이 아니라 불시에 온다.

간장병은 만성간염에서 간경화, 간암이 되고 간암은 여러 가지 증상을 동반한다. 가벼운 황달로 시작해서, 배에 물이 고이는 증상인 복수, 배꼽을 중심으로 복부 및 전 흉부에 정맥이 굵게 솟는다. 최악의 경우 식도 정맥이 터져 많은 피가 나오고 의식이 희미해져 혼수상태가 되어 사망하기도 한다.

간암의 원인은 과음과 과로에서 오는 간장병, 영양결핍(단백질 부족, 지방질 다량, 비타민 결핍), 전염성 간염, 기생충(간디스토마증), 기타 만성 영양장애, 내분비 신진대사 장애 등이 있다. 이런 독소나 질병이 장기간에 걸쳐 간을 해롭게 해서 결체조직에 증식하기 때문에 간경화가 되는 것이다.

　이런 증세는 본인도 모르게 서서히 진행되며 식욕이 감소하고 피로하며 구토, 설사, 변비가 오고 복부 팽창감을 느끼며 소화가 잘 안된다. 이것이 점점 심해지면 황달이 나타나고 복수가 찬다. 또 소변량도 감소하고 간과 비장도 커지며 복부의 팽만감이 심해져서 소화작용이 안되고 따라서 영양흡수도 떨어져 환자는 쇠약해진다.

# 12

## 잠 못 이루는
## 밤의 고통

비쩍마른 내 몸 어느 한 부분이 잘려 나가는 듯한 고통의 밤을 오늘도 보낸다. 살고 싶다는 의지와 집념은 깊은 밤 적막 속에서도 나를 붙잡는다. 누구든 부여잡고 매달리고 싶은 심정 간절하다. 이 세상에서 가장 비참한 일은 자신의 죽음을 알고 있는 시한부 인생일 것이다. 그러나 이제는 어쩔 수 없이 받아들여야 할 운명이 아닌가.

아무리 발버둥쳐도 소용없고 명의마저도 외면하는 나의 병든 육신을 포기해야 한다는 것이 선뜻 실감나지 않았다. 살고 싶고 살아야 하는데 살려줄 사람이 없는 상황에서 결국 체념할 수밖에 없다.

밤이면 잠을 이루지 못하고 온갖 일들을 떠올려 본다. 부모님, 나의 아내, 친구, 어린 4남매를 생각하면 안타깝고 괴로웠다. 사람이 죽은 뒤에는 어디로 가게 될까. 사후세계는 지옥과 천국이 있다고 하던데 나는 어디로 가게 될 것인가.

육신은 한 줌의 흙이 되지만 영혼은 영원히 산다고들 한다. 그러나 모를 일이다. 어쩌면 육신의 죽음과 함께 영혼마저도 영원히 사라질지도 모른다. 대자연에서 태어났다가 다시 대자연으로 돌아가는 것이 만물의 섭리듯 나도 그럴 것이다.

그렇지만 죽음의 순간이 너무도 가까이 있지 않은가. 사람이란 불행을 당하면 그것에 관련된 온갖 생각을 하게 된다. 그것은 현실적인 것일 수도 있고 망상일 수도 있다. 왜 자꾸 그런 잡념이 나를 지배하는 것일까. 이것은 나의 마음이 불안하고 공포심으로 가득찼기 때문이다. 그러나 간혹 그 많던 잡념들이 사라지고 밝은 마음으로 가득 찰 때가 있다. 사람의 일이란 마음먹기에 달렸다고들 한다. 내 자신이 불행하다고 생각하면 자꾸 불행한 것 같고 매사에 싫증이 나고 만다. 나는 지금 죽느냐 사느냐의 기로에 서 있다. 지금의 처지는 확실히 비참한 상태이지만 이를 극복하고 희망의 세계로 가야 한다. 죽음을 기다리고만 있을 수는 없는 것이다. 이 비극적인 상황을 털어 버리고 일어서야 한다. 죽음에 젖어 있을 때가 아니다. 죽어간다는 것을 의식하면 등골이 오싹해지지만 결코 삶을 단념할 수가 없다.

죽음에 대비하지 않고 막연히 기다리는 것 또한 어리석은 짓이다. 나는 괴로움 속에서도 마음을 단단히 가다듬었다.

# 13

## 죽어가던 고목에
## 꽃이 피다

병들어 보지 않은 사람은 건강에 대한 고마움을 잘 모른다. 죽음 앞에 직면해 보지 않은 사람은 생에 대한 애착이 그토록 끈질기다는 것도 잘 모른다.

당시 나에겐 간암 그것도 말기간암을 앓다 회복됐다는 사람보다 반가운 것은 없었다. 자기와 같은 병을 앓다가 건강하게 살아난 사람을 봤을 때의 희망과 용기는 이 세상 무엇과도 비교할 수가 없다.

어쩌면 나도 살 수 있지 않을까 하는 가느다란 희망이 보인다. 나를 구해 줄 구세주처럼 보이기도 하고 위대하고 용감한 영웅 같기도 하다.

어느 날 모 대학 이 교수님이 오셔서 간장병에는 식이요법처럼 좋은 것이 없다고 하셨다. 자신의 부인이 만성간염에서 간경화가 되어 입원도 수차례하고 좋다는 약은 다 써 보았으나 세월이 갈수록 악화되기만 했다고 한다.

그러다 서울에 사는 어떤 이를 만나 식이요법을 알게 되어 실천한 결과 많이 호전되어 3개월 후부터 몰라보게 좋아졌다고 한다. 이 이야기를 들은 나는 희망과 용기를 갖게 되었고, 그 분이 실천했던 식이요법의 방법을 알아냈다. 그후 당근즙을 하루에 4회 내지 5회 식전에 마셨고, 현미 식사와 셀러리즙, 야채즙, 쇠고기를 갈아서 국으로 끓여 먹으며 조금씩 회복하기 시작했다.

당시 어느 책에서 외국박사가 간에 필요한 재료만 잘 공급하고 필요치 않은 것은 철저히 제거할 줄 아는 의지만 있으면 간은 70% 이상이 재생된다는 글을 읽었다.

나는 이제 살 수 있을 것 같았다. 남들처럼 귀여운 내 아이들이 성장하는 모습도 볼 수 있다는 확신 속에 열심히 투병생활에 충실했다.

무슨 일이 있어도 정해진 시간에 밥을 먹었고, 밥 한 수저에 30번 내지 40번씩 씹으며 과일, 채소즙을 제외하고는 절대로 간식을 먹지 않았다.

이런 규칙적인 식생활을 하니 식욕이 왕성해졌고, 3개월이 못되어 배에 찬 복수가 빠져나가기 시작하더니 몸이 가벼워지는 등 조금씩 회복의 기미가 보였다. 이 이상 기쁜 일이 또 어디 있겠는가. 차츰 회복되어 가는 기쁨, 나도 살 수 있다는 확신은 경험해 보지 않은 사람

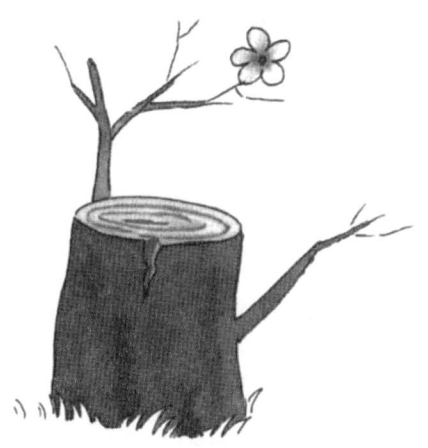

은 알 수 없으며 설사 안다고 하도 그것은 어디까지나 상상에 불과할 것이다.

나는 그동안 삶과 죽음의 경계선을 넘나들며 인간이 느낄 수 있는 최악의 고통과 최고의 기쁨을 맛봤다. 또한 아무리 어려워도 끝까지 의지을 버리지 말아야 한다는 교훈을 배웠고 이웃의 훈훈한 인정도 배웠다.

내 운명은 스스로 개척해 나간다는 마음가짐이 곧 의지와 집념으로 발휘된다. 이것이 나의 투병 철학이다. 똑같은 음식이나 약을 먹어도 건강해지는 사람이 있는가 하면 더욱 쇠약해져 죽는 사람도 있다.

의학적인 측면에서 문제가 있었거나 어찌보면 운명일지도 모르지만 나의 관점에서는 의지의 결여라는 생각이 든다.

그러나 꼭 의지만이 투병의 전부는 아니며 절대적인 것도 아니다. 다만 어떤 병도 마음에서부터 생긴다는 말을 다시 한 번 음미해 볼 필요가 있다는 얘기다. 따지고 보면 나의 경우도 의지만이 전부는 아니었다.

정성어린 아내의 간호가 나에게 힘이 되어주지 않았던들 오늘의 나란 존재할 수 없음을 잘 알고 있다. 진정으로 격려해 준 내 주변의 사람들, 그 고마움은 나의 후손들에게로 이어져 가난하고 병든 사람들을 사랑하는 마음으로 승화됐으면 한다.

# 14
## 복권에
## 당첨되다

　　나는 괴로울 때면 가수 송대관의 '쨍하고 해 뜰 날'의 가사를 몇 번 읊어본다. '슬픔도 괴로움도 모두 모두 비켜라' 라는 가사는 나에게 용기를 주고 투병의지를 잃지 않게 해주었다. 어찌보면 이 노래는 가난하고 병들고 외로운 소외계층에게 용기와 희망을 주기 위해 만들어진 것인지도 모르겠다.

　　70년대 초 우리나라에 처음 복권이 나왔을 때, 서울의 모 출판사 영업 부장님이 출장을 오셔서 술좌석에 동석하게 되었다.

　　그분은 복권에 대해 말씀하시며 매주 한 두장씩 사는 것은 허영심이 아닌, 담뱃 한갑 절약한 돈으로 매주 월요일 발표를 기다리는 희망을 가지게 해주어 월급쟁이도 즐겁다고 했다. 그 말을 듣고 타당성

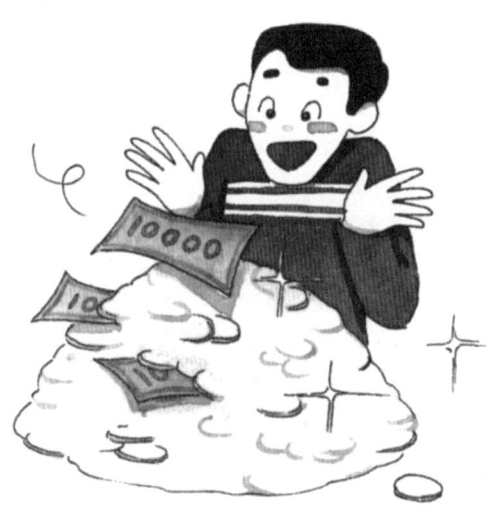

이 있다고 생각해서 1974년 1월부터 10년간 매주 한두 장씩 샀다. 그러다 드디어 1984년 10월 15일 1억원에 당첨되었다. 세금을 공제하고 나니 8천 80만원이 남았다.

당시 그 금액은 광주 변두리 부근의 대지 50평짜리 좋은 집을 두 채 정도 살 수 있는 엄청난 금액이었다. 복권을 구입하기 시작한지 10년 만의 일이었다.

그 때 나는 조그마한 집 한채와 사업하며 번 돈을 병을 치료하는데 몽땅 쏟아부은 상태였고 작은 채무까지 있던 시기였기에 복권당첨은 나를 살리는 결정적인 계기가 되었다.

최선을 다해 노력하면 하늘이 가련한 목숨을 구해주시는구나 싶었다. 당시 구 상무대 앞 종축장 들어가는 입구의 논이 평당 5만원 했는데 9백평을 계약하려 했었다. 먼 훗날 내가 살든 죽든 가족들에게 편안한 삶을 살게 해 주고 싶어서였다.

하지만 아내가 그 돈을 땅사는데 써버리면 생명을 부지하기 어려울 것 같으니 계약하지 않는 것이 좋을 것 같다며 생명이 중요하지 돈이 먼저가 아니라고 말했다.

나는 아내의 의견을 받아들여 식이요법과 약품을 사는데 그 돈을 사용했고, 갖가지 식품들을 실험하고 체험해 가면서 나머지 금액을 썼다. 그래서 병이 난 이후 25년이 넘게 살고 있고, 이제 허술한 집 반쪽만 남은 셈이지만 희망을 잃지 않았다. 예전에 사두려고 했던 구상무대 앞 땅이 지금은 평당 수백만원이라고 하니 계산해보면 수십억이나 되는 거액이다.

84년 이전에 들어간 엄청난 치료비를 제외하고라도 지금껏 수십억을 없애며 나의 생명을 연장한 셈이다.

# 15

## 경험이 최고의 스승

　나는 조금이라도 병에 도움이 된다는 분이 있으면 찾아가 만나보았고 찾아낼 수 있는 문헌 또는 경험담을 듣고 싶어 병문안 오신 분이나 어느 누구의 얘기라도 메모해 두었다. 그러나 다급한 환자에게는 무엇보다도 동병을 앓다 회복된 분의 경험담을 청취하고 그 분의 수기를 읽는 것이 가장 반갑고 희망이 보이는 일이다. 이 분들의 경험은 나의 스승인 셈이다.

　특히 나는 서점을 경영했기 때문에 동의보감을 비롯 현대 동의보감, 건강 회복에 도움이 되는 많은 서적을 탐독하며 메모하고 배웠다.

　또한 식품영양 전문 교수가 발행한 서적과 각종 잡지, 신문에서 정보를 메모했고, 생생한 경험을 기록했다. 그리고 모든 것을 내 몸에 적용시켜 2회 내지 5회까지 실험했다. 실험 복용하다 단시간 내에 죽을 고비도 여러 번 넘기기도 했다.

그러나 이것은 해가 된다, 이롭다, 특별히 좋다 등을 알아냈을 때는 뛸 듯이 기뻤다. 모든 학문과 지식 중 경험이 가장 값진 스승이라는 것을 뼈저리게 느꼈다.

수많은 병상 수기와 식이요법에 관한 도움을 주신 분들 중에서 특히 도움이 되고 기억나는 몇 분이 계시다.

같은 간장병을 겪으면서 무료상담을 해주시고 '꺼지지 않는 불꽃'과 '간 이렇게 고쳤다' 등 좋은 책을 출판하여 환우들에게 희망과 용기를 갖게 해 주신 구례읍의 신동훈 선생님. 그곳에서 간 무료 상담소를 운영하신 신 선생님 덕분에 용기를 갖게 되었고 사모님에게 들은 식이요법에 감탄했다.

서울에서 모 병원을 경영하시는 남편의 정성어린 간호와 식이요법을 적극적으로 실천하여 완치되신 조옥금 여사님의 수기는 감명깊게 읽었으며 환우들을 대신해 감사드리는 바이다.

경기도 이천 군청에서 53세까지 근무하고 간경화 수기를 쓰신 분, 안타깝게도 성함은 잊었으나 감사드리는 바이다. 또 건강 동호인회 박양호 회장님의 책과 말씀으로 용기를 얻을 수 있었다. 마지막 진찰을 끝낸 한양대학교 부속 병원에서 결정적인 식이요법을 알려주신 최 선생님께도 너무 감사드린다.

모 대학 ○○○ 교수님 그 외에도 조언을 아끼지 않은 많은 분들에게 감사의 말씀을 전하는 바이다.

나는 여러 가지 과정을 겪으면서 전혀 몰랐던 사실과 새로운 지식을 얻게 되었다. 우리 주위에는 이렇게 남을 위해 봉사하는 마음으로 노력하시는 분들이 많이 계신다. 다시 한번 감사하게 생각하며 그 분들의 노고는 결코 헛되지 않고 많은 환우들에게 희망과 기쁨, 그리고 용기와 의지를 갖게 할 것임을 믿는다.

미국의 어느 박사는 간의 재생 능력과 회복 능력을 설명하였는데 완전히 굳어져 버린 간을 제외하고는 환자의 노력 여하에 따라서 간세포의 70% 이상이 재생할 수 있다고 했다. 그 당시 나에게는 크나큰 희망과 신념을 안겨다 준 내용이었다.

또 유명한 영어의 권위자이시며 80세가 넘도록 건강서적을 집필하셨던 안현필 선생님. 60세 전후되신 분들은 중고교 시절에 이 분의 영어책 없이 공부한 분은 없을 것이다.

안 선생님은 현대 문명이 낳은 병이 식품 선택에 그 잘못이 있음을 인정하고, 비싸고 맛좋은 음식만을 골라 먹거나 지방질 식품 또는 몸에 좋다는 보약만을 먹기 때문에 각종 질병이 난무하고 있다고 하셨다.

미국에 거주하는 자녀들이 제공한 정보와 본인이 질병을 완치해 가는 수년간의 경험을 적나라하게 기록하신 책은 귀중한 보배라 아니할 수 없다.

우리 나라에서 생산되는 자연 농산물을 적당한 양과 적당한 시간에 먹는 것으로써 건강해지고 어떠한 병도 회복된다는 내용이 가슴에 와 닿았다.

안 선생님은 고령에도 불구하고 식이요법으로 건강을 유지하시며 매월 책을 발간하시어 공해시대 건강법 책을 무료로 배포하신 훌륭한 분이셨다. 몇해 전 타계하셨다는 소식을 매체를 통해 듣고 너무 안타까웠다.

## 제3부

# 내 몸으로 식이요법 임상실험

○○○

　오랜 세월동안 인간이 먹고 사는 식품을 모조리 먹어가며 나자신을 대상으로 실험하면서 숱한 위험과 고통, 죽을 고비를 넘겼다. 그렇게 하여 간장병에 무엇이 이롭고 무엇이 해로운지를, 몸에 나타나는 반응은 또 어떤지를 하나 하나 기록했다.

# 1
## 내 몸으로 임상실험

　　요즘은 세계화로 인해 각 국에서 수입되지 않는 것이 없다. 서구화된 식생활에 길들어져 입에 달콤하고 부드러운 것만 먹는 것은 대단히 위험하다. 특히 간에는 자극이 강한 것은 금물이며 우리 나라에서 생산되는 자연산이어야 몸에 맞으며 효과가 좋다. 백 번 주의하고 실천했던 것이 한 번 해로운 것을 먹으면 허사가 될뿐만 아니라 병은 엄청나게 악화된다.

　그동안 실천했던 식이요법과 환우들과의 대화를 통해 얻어낸 경험을 보태고, 이해를 돕기 위해 전문가의 문헌을 뒷받침해 미약하나마 식이요법을 완성했다.

　분명히 알아두어야 할 것은 이 식이요법은 나의 경험이지 모든 환

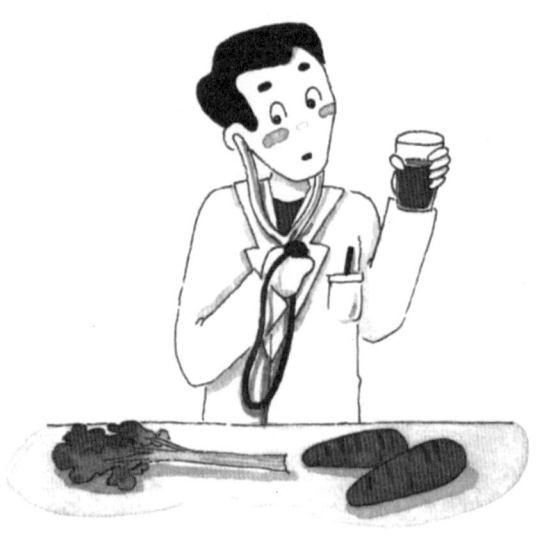

자들에게 절대적으로 적용되는 것은 아니라는 점이다.

다만 참고하면서 자신 스스로가 지혜롭게 식이요법을 실천하길 바랄 뿐이다.

나는 나의 경험을 진실하게 피력하는 것이고 이 책을 읽는 것도 환자요, 최후에 실행하는 것도 환자들의 지혜에 달려있다.

그 동안 여러 환우들이 나의 식이요법을 철저히 실행하여 건강을 되찾았다. 내가 늦게나마 건강을 되찾을 수 있었던 것도 그 날 그 날의 증상과 효과를 메모한 것이 큰 도움이 되었다.

힘이 없어서 글쓰기가 버겁더라도 내 몸에 나타난 증상을 메모하고 점검하는 노력이 필요하다. 내가 곧 의사며 환자가 되어서 식단에 대해 항상 주의해야 회복될 수 있다.

무엇이든 쉬운 일은 없다. 어렵고 힘들더라도 반응의 유무를 즉시 기록하여 실천하는 의지가 있어야 한다.

건강은 누가 가져다 주는 것이 아니고 내 스스로 찾아야 한다는 생각이 승리를 가져다 줄 것이다. 특히 간장병은 단기간에 회복되는 것이 아니므로 최소한 몇 개월에서 일년 이상을 노력해야 회복된다.

# 2

## 식이요법의 5대 법칙

**먹고 싶다하여** 이것저것 아무거나 먹는 것은 저승으로 가는 지름길이다. 누구든지 맛있는 것을 먹고 싶어하지만 특히 이 병에는 해로운 식품이 많기 때문에 아무 음식이나 먹게 되면 더욱 회복이 힘든 것이다. 이 점을 꼭 명심해야 한다.

올바른 식사는 간장병에 무엇보다 중요한 약이며, 지혜가 깃든 식이요법은 간장을 회복시키는 지름길이다. 또한 균형잡힌 식사보다 중요한 것은 그것이 우리 몸에 잘 흡수되도록 만드는 것이다.

우선 음식을 먹을 때, 어떤 음식이든 한꺼번에 많이 먹지 말고 조금씩 늘려 가는 지혜가 필요하다. 식이요법을 행하지 않고 간장병을 고치겠다는 것은 치료를 포기하겠다는 것과 다름없다.

우선 간은 회복시킬 수 있는 것임을 머리에 분명히 담아 두자. 그리고 식이요법을 조금도 복잡하고 어렵게 생각하지 말자. 돈이 많이 든다고 생각하지도 말고, 식생활에서 가장 밀접한 부분부터 새로 시작하자.

내가 실험하고 체험한 그 동안의 **식이요법 중 가장 중요한 다섯 가지**를 정리해 보았다.

**첫째**, 정확한 시간에 규칙적으로 식사한다.

**둘째**, 한 수저의 밥을 먹는데 40번 내지 50번을 씹는다는 마음으로 오래 씹어서 삼킨다.

**셋째**, 적당한 양을 부족한 듯 먹는다. 과식은 절대 금물.

**넷째**, 꼭 현미 식사를 한다.

**다섯째**, 위장에서 소화를 시키지 못하고 부작용이 난다든지 배, 머리가 아프거나 다리에 힘이 없어지는 해로운 음식은 선별하여 절대로 먹지 않는다.

현미밥을 짓는 방법과 전체적인 식이요법은 제4부에서 자세히 소개하기로 한다.

이 다섯가지 사항을 분명히 지켜나가면 식이요법은 일차적으로 성공한다. 이 내용을 보면 누구나 할 수 있는 것이며 별 것 아니라고 느낄 수도 있다. 하지만 쉬우면서도 어렵다. 이 다섯가지를 지키면 어떤 약보다 좋다는 것을 본인 스스로가 느끼게 될 것이다.

아무리 간에 필요한 영양소를 열심히 섭취해도 소화흡수가 되지 않으면 아무 소용이 없다. 제 시간에 규칙적인 식사를 계속하게 되면 생리적으로 위장은 그 시간에 음식을 받아들이려고 한다. 다시 말해 규칙적인 식사가 계속되면 우선 식욕이 생긴다는 것이다.

위장도 제 시간에 작업을 하고 일정한 시간을 쉬게 해주어야 한다. 불규칙적인 식사가 계속되면 다시 위장은 피로해진다. 약속된 시간이 지났거나 빠르면 위의 활동력이 감소되며 식욕도 소화력도 감소하는 것이다. 더욱이 위장 기능이 약한 간환자에게는 그 효과가 빠르게 나타난다.

식욕이 있다는 것은 위장이 편히 쉬어서 능력이 있다는 이야기도 될 것이다. 적어도 4시간 이상은 위도 쉬게 해주는 습관을 들이자. 식욕이 없는 환자에게는 식사와 식사 사이에 소량의 간식도 안 된다. 간식은 곧 다음 식욕을 잃게 하기 때문이다. 불규칙한 식사는 건강한 사람에게는 별로 대수롭지 않겠지만 환자에게는 활력을 잃어버리게 하는 원인이 된다.

고질적인 간환자에게는 위장의 보호가 최우선이라는 것을 다시 한 번 명심하고 내일의 승리를 위해 조심하고 지혜롭게 대처해야 한다.

취침시간이 되면 자신도 모르게 졸리지만 때를 놓치면 밤새 뒤척이게 된다. 이런 경험은 누구나 있을 것이다. 우리의 신체는 일정한 리듬이 있다. 자연의 이치에 부합된 생활, 규칙적인 생활을 하고 있으면 몸은 리듬을 가지고 원활히 활동하지만 아무때나 식사하고 밤

샘을 한다면 그 리듬은 깨지고 신경은 갈팡질팡하여 크게 피곤한 것이다.

사람은 적당한 운동으로 혈액을 순환시켜야 몸의 리듬이 유지되고 소화가 잘 되며 잠을 푹 잘 수가 있다. 환자일수록 억지로 움직여서라도 운동량을 늘려야 한다.

뛰지 말고 적당히 걷는 운동이 좋으며 어느 정도 회복이 되면 반드시 3일에 한 번씩 등산을 해야 회복이 빠르다. 3일에 한 번이 어렵다면 일 주일에 꼭 한 번은 등산을 가도록 한다.

건강할 때는 식사 시 몇번 씹지 않아도 탈이 없지만 간장병 환자는 한 수저에 최하 40~50번 이상 씹어서 넘겨야 소화가 되며 부담이 없다. 오래 씹으면 좋은 줄 알면서도 실행에 옮기지 못하는 것은 과거 잘못된 습관의 일부다.

오랫동안 씹으면 우선 소화가 잘 되고 흡수 또한 잘 된다. 인체의 소화제는 침이다. 가슴이 답답할 때 입안에 있는 침을 가득 모아서 삼키기를 세 번만 하면 속이 후련해지고 소화가 잘 된다. 입 속에서 음식물이 침과 골고루 섞여 위장으로 넘어가면 힘없는 위장에 생기가 돈다.

위장에 한꺼번에 많은 음식물이 들어오면 빈틈이 없어서 위장 운동이 이뤄지지 못하여 소화가 되지 않고 부패되어 내려간다. 즉 위장을 통과하는 시간이 오래 걸리고 몸 속 혈관으로 독소가 스며들기 때문에 만병이 오게 되며 피로감 또한 극심한 것이다.

과식은 독약보다 해롭다. 위에 부담이 가지 않아야 위가 제 기능을 발휘할 수 있고 정상적으로 소화가 된다. 그래야 영양 흡수가 잘 되며 간에 필요한 영양을 잘 공급할 수 있다.

항상 마음을 편하게 하고 신경을 쓰지 않아야 회복이 된다.

이런 방식으로 세월이 지나면 식욕이 오고 점차 나아진다.

건강한 사람도 마찬가지겠지만 간환자에게는 특히 규칙적인 식생활을 하다가 갑자기 과식을 하면 독약을 먹은 것보다 더 큰 고통이 온다. 아무리 영양가가 좋은 음식이라도 과식을 하면 조금도 흡수되지 않고 독소로 변하여 순환되므로 몸의 리듬은 최악으로 악화된다.

그러므로 적당량을 먹어서 소화를 잘 시키는 것이 간에 좋은 것임은 두말 할 필요도 없다. 그리고 환자에게는 맛있는 음식을 적당히 먹고서 상을 물릴 수 있는 의지가 있어야 한다. 식욕을 제어할 의지가 없다는 것은 투병에서도 승리할 수 있는 능력이 없다는 것을 의미한다.

나쁜 줄 뻔히 알면서도 한 번 쯤이야 하는 안이한 생각이 자신을 망친다. 병에 승리할 수 있다는 확신을 가지고, 위와 같은 조건을 철저하게 실천한다면 식욕이 왕성해지고 자신감이 생긴다. 정해진 시간에 적당한 양을 오래 씹는다면 그 음식은 무엇보다 좋은 보약이 될 것이다. 이것이 바로 필자가 계획하고 실천하여 신앙처럼 믿고 따르는 식이요법이다.

간이 나쁘면 그 영향으로 위가 나빠지고 위가 나빠지면 영양 공급이 어려워 간이 더욱 나빠지는 악순환이 계속된다. 그러므로 무엇보다 위장을 보호한다는 것을 제 1순위로 생각하며 모든 음식은 간으로부터가 아니라 입과 위로부터 흡수되어 간으로 간다는 것을 명심하자. 위장병을 오래 앓고 있던 사람이 영양의 불균형으로 간이 나빠진 경우를 많이 봤다.

우리의 목적은 병든 간에 균형잡힌 영양을 공급하는데 있고 그것이 잘 되면 투병에 승리하는 것이다. 그런데 아무리 균형잡힌 영양을 입으로 먹어 보아도 영양이 간에 전달되지 않는다면 간 재생 능력은 기대할 수 없다.

소화흡수가 잘 된다고 무작정 영양을 공급하는 것도 큰 잘못이란 걸 알아야 한다.

우리는 적당한 섭생, 적당한 운동, 적당한 수면 등 적당이란 말을 참 많이 사용한다. 적당이란 원래 자기 양보다 약간 모자란 듯, 아쉬운 듯 한 정도를 뜻한다고 생각한다. 더 먹고 싶을 때 수저를 놓는 의지는 간장병 치료의 약이다.

보통 사람들은 간장병은 무조건 잘 먹어야 한다, 무조건 몸을 보호해야 한다고 말한다. 이는 참으로 지혜가 부족한 말이다.

병들고 몹시 굶주려 걷지도 못하는 사람한테 쌀 한 가마니를 짊어지고 가서 밥을 지어먹으라는 격이다.

병원에 가면 의사가 '마음 편히 가지십시오', '마음의 안정을 취하고 잘 먹고 규칙적인 생활을 하십시오' 라고 말을 한다. 그러나 보통 환자들은 이 말을 한 귀로 듣고 한 귀로 흘려버린다.

가깝고 쉽게 얻을 수 있는 것은 하찮은 것이요, 유명하고 사치스럽고 비싼 것만이 최상의 것으로 믿는 고정관념이 투병생활에까지 이어져 쉽게 구하고 바로 앞에 있는 것에는 관심을 갖지 않기 때문이다.

나는 군에 입대하기 전, 위장이 나빠서 고생을 했었다. 그러나 제 시간에 정확히 식사하고 잠을 자는 등 규칙적인 생활을 하다보니 6개월 후에는 상당히 건강해졌다.

군복무 32개월 동안 많은 회복이 되었으나 사회에 나와서 무절제한 식생활을 수년 하니 다시 재발되었다. 그 경험을 참고삼아 규칙적인 생활을 했던 것이 나에겐 큰 도움이 되었다.

나의 건강은 식사 혁명에 있었다.

차분한 마음을 가지고 서서히 시작해보자. 과식하여 불완전한 흡수로 장 속에 독소가 남는 것보다 적당한 양으로 완전 흡수되도록 하는 것이 현명한 처사니 이제까지 강조한 사항들을 실행하여 건강을 찾도록 하자.

질병이 생기면 돈으로 고치겠다는 생각보다 균형잡힌 식사를 통해 몸이 자연치유력을 갖게 만드는 것이 더 중요하다. 어떤 일이 있어도 이 병과 싸워 이겨 건강인이 되겠다는 투병의 의지가 시들지 않도록 마음을 정리하고 정신력을 강하게 하는 습관을 기르는 것이 중요하다.

끝으로 식이요법을 하는데 참고가 될 것 같아 기술한다. 우유, 주스, 물 등은 모두 입 속에서 몇 번 씹어서 침 온도와 맞춰 마시는 습관을 들이면 좋다. 또 밥은 물에 말아먹지 않도록 한다.

밥을 물에 말면 충분히 씹을 기회를 주지 않고 음식이 넘어가기 때문이다. 식사 때는 물을 많이 마시지 말고 물 대신 야채즙을 마시는 것이 훨씬 효과적이다.

즙을 마실 때도 꿀꺽꿀꺽 마시지 말고 씹어서 먹는 습관을 기르자. 마음의 긴장을 풀어 안정된 분위기 속에서 식욕을 돋구는 식사를 할 수 있도록 노력하자.

무엇이든지 최선을 다하는 생활 태도, 느긋한 여유를 가져야 한다. 그러면 자신도 모르게 축척된 에너지가 발산하여 환자의 정신 건강, 육체 건강을 꼭 찾을 수 있으리라 생각한다.

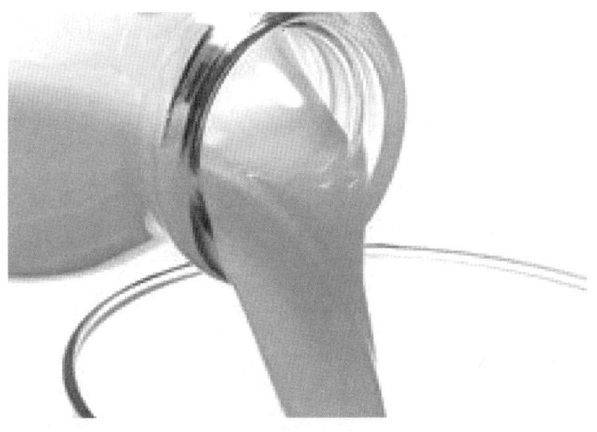

우유, 주스, 물 등은 입속에서 몇 번 씹어서 침 온도와 맞춰 마시는 습관을 들이면 좋다.

# 3

## 의료계와
## 자료의 아쉬움

**경험처럼 좋은** 스승은 없다. 실험과 경험 없이는 어떤 식품의 성분은 무엇이고 어떤 결과가 나타나는지 알 수 없다.

그러므로 좋고 나쁨을 자신있게 설명할 수 없고 영양과 부작용도 말할 수 없다. 그렇기 때문에 3회 이상 먹어 보고 그 결과를 정확히 작성하여 식이요법을 하기로 하였다. 1983년 10월 이전의 실험 자료는 그대로 두고 10월 25일 경부터 전체 품목을 실험해 보기로 했다.

불치병이란 진단을 받으면 혹시 오진이 아닐까하는 생각에 혹은 낫기 위해 유명하다하면 전국 어느 병원, 어느 약국이든지 찾아 다닌다. 아무리 거리가 멀어도 혹시나 하는 마음에 찾아가 보기 마련이다. 그러기 전에 어느 한 사람이라도 동병으로 회복하여 식이요법으로 회복된다는 확신만 심어준다면 시간 낭비, 경제적 손실, 정신적 고통은 당하지 않았을텐데 하는 마음에 그간의 세월이 아쉬워진다. 더 일찍 병명을 알았더라면 이 지긋지긋한 고통을 하루라도 줄였을텐데 하는 생각도 든다.

서양의학은 서양의학대로 동양의학은 동양의학대로 서로가 학문의 출발점이 달라서인지 각자의 관점에서 상대를 무시하고 결과를 속단해버리는 사례가 많았다. 자연식을 하는 사람은 오직 자연요법만이 최상이고 다른 것은 비합리적이고 비과학적이요 모두가 엉터리라고 치부하기 일쑤였다.

그런가 하면 각종 서적과 문헌을 들춰봐도 간장병의 종류나 간의 기능에 대한 학술적 내용은 정석처럼 모두 일치하는데 반해 회복하는 방법은 서로가 찬반론이 많고 엇갈린 점들이 많아서 환자인 나에게는 어느 것을 따라야 할지 헷갈리는 경우가 많았다.

게다가 환자가 집에서 투병하는 자세나 정신 무장의 필요성, 식이요법의 중요성을 깊이있게 다루는 문헌은 거의 없었다. 과연 누구를 위한 자료이며 무엇을 위한 치료인 것인지. 환자들은 어떤 패턴을 따라야 할 것인가 방황한다. 그리고 보면 손해보는 것도 환자요, 악화되는 것도 환자인 것이다.

# 4

## 내 생명을 구해준
## 생 미역줄기

　　**병없이 살다가** 노령이 되어 잠을 자듯 편안하게 죽는다면 그보다 더한 복은 없을 것이다.
　다른 병보다도 간장병은 많은 육체적 기능들이 마비되어 비참한 최후를 맞는 고통스러운 병이다. 오죽 힘들면 몇 개월 아니 단 몇 일만이라도 고통받지 않고 지내다가 죽고 싶은 심정이 들까.
　1983년 10월 25일부터 1986년 4월까지 인간이 먹고 사는 식품을 모조리 먹어가며 2년 넘게 지내던 중 어느날 생 미역줄기국을 먹게 되었다. 소금으로만 간을 맞춘 것으로 점심식사를 하게 되었는데 약 20분이 지난 후 너무 속이 시원스럽고 막혔던 곳이 뚫어지는 기분이었다. 그래서 저녁에도 한 그릇을 먹었는데 가슴이 시원하여 그 날

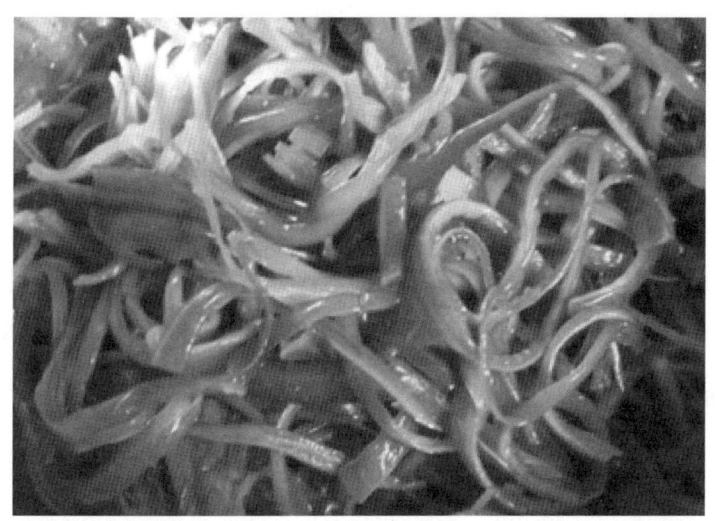

소화흡수가 잘 되고 간에 최고의 식품 미역줄기

저녁부터 잠이 드는 것이었다.

다음날 오전에는 검은 변이 쑥 빠지더니 내장이 너무 시원하고 무거웠던 어깨가 가벼워지며 날아갈 것 같았다. 그 후로 나는 매일 배설이 잘 되고 차츰 소화가 되어갔으며 오랫동안 답답하던 가슴이 녹아 내리는 것 같았다.

배 안의 팽만감도 사라지고 옆구리가 결리는 것도 사라졌으며 힘이 나면서 몸의 균형을 점차 찾을 수 있었다.

식은땀을 흘리는 것도, 손발이 차며 못이 박히고 저리던 것도, 머리카락이 빠지고 속눈섭이 빠지는 것 모두가 사라졌고 피부의 가려움증도 사라졌다. 소변색이 맑게 변하고 입술이 타는 증상, 두통, 설사가 없어지고 입안의 악취도 없어졌다.

그러나 몸에 검은 반점과 혀의 백태만은 사라지지 않고 계속되었다. 그 후 전문의 의견과 여러 문헌을 찾아보고 변비가 만병의 근원이라는 것, 이것이 있을 때는 몸에 이상이 생겼다는 첫 번째 신호로 반드시 치료해야 한다는 것을 알았다.

안현필 선생의 문헌에도 건강한 사람, 특히 40대 이후 사람에게 자연식을 권하는 이유 중 특히 강조한 것은 변비 치료와 변비 예방에 관한 것이다.

해초류와 야채를 식이요법으로 기술하였지만 그 중에서 가장 좋은 것이 미역이라 하였다.

변비를 없애는 치료를 못하면 냇물이 흐르지 못해 썩는 것과 같이 병이 발생한다 하였다. 나의 경험으로는 신체적 여건이 달라서 그런지 분명히 미역을 먹으면 더욱 몸이 무겁고 소화 흡수가 안되며 피로감이 왔었다. 그래서 그 이유를 오랫동안 고민해오던 중 생 미역줄기만 별도로 끓여 먹으니 효과가 좋았다.

미역 중에도 줄기는 칼슘 성분과 미네랄이 많으며 비타민 A가 들어 있어서 소화 흡수가 잘 되고 간에 최고의 식품이란 것을 알게 되었다. 옛 선조들이 산모에게 미역을 먹인 이유를 새삼 깨달을 수 있었다. 간에서 혈액을 맑게 정화하는데 좋은 식품이기 때문이다.

많은 것을 먹고 실험하다보니 좋은 식품이 먼 곳에 있는 것이 아니라 가까운 곳에 있으며 값이 싼 이것이 간에 제일 좋다는 것을 알게 되었다.

# 5

## 간이 원하는 6가지 영양

사람들의 이야기, 각종 책자, 잡지, 신문에서 이것저것의 효능이 탁월하다 하여 먹어보면 효능이 전부 좋은 것만은 아니었다. 그중에는 신체 일부에만 나타나는 효과를 과대 선전한 것도 있었고, 먹어서 실험해 보면 간에 독약같이 해로운 것도 있었다.

단백질 식품이라고 해서 다 좋은 것은 아니다. 단백질이 몇 %가 들어있으며 지방질은 몇% 정도가 들어있고 비타민은 A, B, C, D, E 중에 어느 것이 몇%정도 들어 있느냐에 따라 효력이 달라진다.

1. 단백질 성분은 쇠고기, 아나고, 굼벵이가 최고 좋은 식품이나 굼벵이는 서근세 초가지붕 속에서 나온 것이나 깨끗한 나무 판자 위 혹은 스레트 위에 볏단을 깔고 물을 자주 주어 기른 것이 좋다. 가까운 형제나 부모가 해 준 것이 믿을 수 있다. 내 부모님이 준 것은 효능이 너무 좋았다. 그 외의 것은 먹지 않는 것이 좋다. 몇 번 다른 곳에서 구입하여 먹고 죽을 고비를 당하고는 먹지 않고 버렸다. 결국 경제적 손실만 크게 났었다. 굼벵이는 쪄서 볶은 다음 건조시킨 것을 먹거나 1백도 이상 끓여 그 물을 마신다.

   2. 간에서 요구하는 가장 좋은 식품은 비타민 A가 많은 야채즙인데, 당근이 최고로 많으며 흡수가 잘 된다. 당근을 씹어 먹으면 절대로 소화 흡수가 안되며 변비가 온다.
   비타민 A가 풍부한 셀러리도 좋다. 같이 혼합하지 말고 별도로 즙을 내어 마신다. 돌미나리와 파슬리는 일 주일에 한 두번 간 해독작용을 위해 즙을 내어 마신다. 계속 마시면 다리에 힘이 없어지고 회복이 늦어진다. 처음 돌미나리의 성분도 모르고 계속 마셨는데 죽기 직전까지 이르렀을 때가 여러 번 있었다. 미나리즙을 마시면 간에 해독작용을 하니 뱃속과 가슴은 시원해지나 몸의 원기가 쭉 빠진다.

   3. 칼슘 성분과 미네랄이 들어 있는 식품 섭취도 중요하다. 칼슘은 작은 생선이나 생선뼈에 많이 들어있는데, 멸치는 기름기가 많아 소화 흡수가 안되며 오히려 악화된다. 역시 제일 좋은 것은 해초류인 생 미역줄기다. 생 미역줄기 조리방법은 제4부의 '경이로운 식이요법 11개

항목'을 참고하기 바란다. 미네랄을 섭취하기 위해서는 산골짜기의 생수를 많이 마셔야 한다. 사실 가장 중요하다고 할 수 있는 식품이 바로 생수다. 수돗물은 절대로 금물이다. 국을 끓일 때도 생수로 끓여야 한다. 수돗물은 살균제가 들어 있기 때문에 아무리 식이요법을 잘 실천해도 수돗물을 마시게 되면 효능이 없다. 이 사실은 오랜 경험을 통해 터득한 것이다.

4. 탄수화물은 역시 식사에 포함되니 중요하다. 현미밥은 검정콩 몇 알, 찹쌀(2/10)을 넣고 굵은 소금을 조금 넣어서 압력솥에 하면 된다. 식이요법을 너무 어렵게 생각하지 말고 하나 하나 실천하면 된다.

5. 생선은 농어, 광어, 조기가 가장 좋다. 구워서 검게 탄 것은 먹으면 안 된다. 쪄서 먹는 것이 가장 좋다. 소금간을 해야 소화가

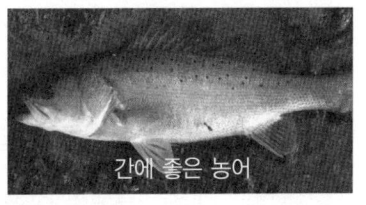

간에 좋은 농어

잘 되고 맛이 있다. 실험 결과 민어, 돔은 먹을 수 있으나 소화 흡수가 40% 정도는 원만하지 않았다. 농어, 광어, 조기만 먹는 것이 현명한 방법이며 그 중에서도 농어가 가장 좋은 생선이다.

6. 간에 좋은 식사란 신선한 효소와 영양이 풍부히 들어 있는 균형 잡힌 식사를 말한다. 소금으로 간을 맞추고 깨가루를 사용한 신선한 배추 물김치를 먹는다. 소화가 어려우면 배추를 삶아 소금에 나물로 무쳐서 먹는다.

# 6
## 간은
## 우리 몸의 영양창고

**간에 좋은** 식이요법이란 간이 받아들일 수 있는 것을 말한다. 식이요법을 어렵고 복잡하게 생각하는 환자들도 더러 있다. 그러나 사실은 복잡한 것도 아니며 특별한 것도 아니다. 우리가 일상생활에서 가장 가깝게 접하는 것들이 대부분이고, 평상시 먹는 식단에 조금만 지혜를 보태면 된다.

간은 우리 몸의 영양창고라고 한다. 다시 말하면 간은 우리 몸의 영양소를 관장하는 총사령부인 셈이다. 음식을 통해 흡수된 각 영양소는 일단 간으로 집합하여 분해되고 합성되어 몸에 필요한 새로운 영양소로 전환되어 전신의 각 부분에 보내진다. 신진대사의 중심적인 역할을 간이 담당하는 것이다.

이 때 비합리적인 식사 방법으로 영양소의 과부족이 생기면 그만큼 간에 부담을 주게되는 것이기에 균형잡힌 식사란 여기에 준하는 뜻이 될 것이다.

가급적이면 5대 영양소가 골고루 빠지지 않게 차려진 식사를 규칙적으로 하되 오래 씹는 것이 좋다. 특별히 좋다고 한 두 가지만 먹으면 좋지 않으니 식이요법에 기록된 여러가지 음식을 먹어 달라는 것이 간의 바램이요 요구다. 이런 방법이 간을 치료할 수 있는 올바른 식사 방법이며, 완벽한 간장 치료제가 나오지 않는 한 만성질환이 된 간을 재생시킬 수 있는 좋은 명약이라 할 수 있다.

반드시 규칙적이어야 하며 기복이 있어서는 안 된다. 하루 세 끼 식사에서 두 끼는 잘 먹고 한 끼는 부실하게 먹어서도 안 된다. 예를 들어 아침은 밥, 점심은 채소, 저녁은 고기 이런 식의 식사방법은 좋지 않다. 세 끼를 합하면 하루에 필요한 영양소로는 손색이 없지만 각 끼니가 서로 차이가 있는 것은 좋지 않으며 간이 바라는 식사가 못된다는 것을 분명히 알아야 한다. 이것은 나의 투병생활의 경험이기도 하지만 현대 의학에서도 동물실험으로 증명된 사실이다.

생쥐를 대상으로 음식을 아침, 저녁으로 나누어주었는데 하루의 총 영양가는 완전하지만 각 끼니마다 영양소의 내용을 다르게 급식했더니 발육이 늦어졌다고 한다. 어떤 이는 고기가 좋다하여 고기 한 덩어리만으로 간질환을 해결하려 하는가 하면 식사의 패턴을 완전히 단백질에 의존하려는 환자도 있는데, 그것은 하나만 알고 둘은 모르는 어리석은 행동이다.

아무리 좋은 음식이라도 한 두 가지만으로는 자기 기능을 전부 발휘할 수 없다.

간에 가장 중요한 단백질도 몸 속에 들어와 대사 과정에서 작업을 하는데는 당질, 비타민 등 여러 가지 영양소가 필요하다.

그렇기 때문에 우리가 먹는 식생활도 역시 영양소들이 서로 어깨동무를 하고 가야만 가장 합리적이고 효과적인 건강을 달성하는 것이다.

나의 건강을 회복하는 데 다양하게 기여해 주었던 수많은 식품 중에서 특히 생 미역줄기는 참으로 여러 형태로 도움을 주었다.

이것이야말로 간장에는 찬양할 만한 좋은 식품이라 말하고 싶다. 식욕이 없을 때 당근즙을 마시고 30분 후에 식사를 하면서 생 미역줄기국을 먹고 나면 다음 식사시간에는 밥맛이 난다.

당질의 보충은 당근에 가장 많고 녹색 채소에도 들어 있으니 별도로 설탕이나 과일을 먹지 않아도 충분하다.

자기 몸에 맞는 과일이 있더라도 조금만 먹어야지 많이 먹으면 절대로 소화흡수가 되지 않는다.

많은 환우들을 만나 본 결과 과일 중 딸기, 토마토, 밀감을 먹고 응급실로 실려간 예가 많았다.

나는 체질이 틀린지 콩으로 만든 식품 즉 두부, 된장, 청국장이 맞지 않으며 먹은 후에 고통이 극심했다. 그래서 미련없이 끊어 버렸고

맛을 본지 15년이 넘었다.

1994년경 어느날 KBS 뉴스에 미국의 어느 학자가 콩 식품을 먹고 간환자가 고통을 받아서 연구한 결과 분명히 해롭다는 연구 결과를 발표했다. 일본의 학자도 콩제품이 다른 병에는 좋으나 간장병 환자에게는 해롭다는 연구 결과를 발표했다.

지금도 일 년에 세 번 정도는 된장국이 먹고 싶어서 실험하는 마음으로 먹어보면 분명히 몸 전체가 피로하고 못 견디게 힘이 빠진다. 그러나 현미 밥을 짓는데 밥맛을 내기 위해 검정콩 몇 알을 넣기도 한다.

우리 식단에 오르는 채소에는 엽채류, 근채류, 해초류가 있다. 우선 채소는 조리하는 방법을 선택하는데 있어서 지혜가 필요하다. 요사이 식이요법하면 채소가 생활습관병의 만병통치인양 속단하는 사람이 많다. 그러나 간장에 필요한 채소류와 과일류는 영양학적 이론이나 어느 특정성분이 있다기 보다는 균형잡힌 식단을 중심으로 골고루 먹어야 한다.

간혹 돈을 벌기 위해 특별한 약효가 있다며 광고해대는, 발음하기조차 어려운 외국의 채소나 과일들이 있다. 그것은 진정한 의미에서 보면 이 땅의 기후 속에서 적응하여 살아가고 있는 우리의 체질과는 맞지 않는 것이다.

이 땅에서 제 철에 나온 채소나 과일만큼 우리 건강에 도움을 주는 것은 없다. 또 비닐 하우스에서 재배한 채소는 효소 작용이 적기 때문에 가능한 한 뙤약볕에서 강렬한 정기를 머금고 싱싱하게 자란 채소를 선택하는 것이 현명하다.

더욱이 온실 속에서 화학 비료로 속성 재배되어 나온 채소는 땅의 유기물 흡수 싸이클이 너무 빨라서 흙 속에 들어있는 미네랄을 충분히 흡수할 틈이 없을 뿐만 아니라 농약에 오염됐음은 물론 미네랄도 빈약한 채소라고 볼 수 있다.

그러니 채소도 허와 실을 알고 먹는 슬기로움이 필요한 것이다. 간 환자가 취해야 할 영양을 굳이 따진다면 야채에 더욱 많으나 항상 균형을 잡으며 서로의 부족한 점을 보충해야만 바람직한 식생활을 할 수 있다. 그리고 나는 식단을 꾸밀 때 섬유질에 관심을 많이 두고 만들었으며 또 그렇게 실천해 왔다.

해초류 중 생 미역줄기, 톳, 다시마 등은 최고로 중요한 식품이다. 이 식품을 무시하면 간은 절대 회복할 수 없다. 톳은 나의 경우, 먹으면 맛도 좋고 배설에 특이하게 좋으나 하루 2회 이상 먹으면 배가 아프다.

아침에 먹은 음식이 5시간 후인 12시경에 너무 빨리 배설되므로 하루에 1회 내지 2회 정도 먹거나 며칠에 한번씩 먹는다.

다시마는 먹기도 좋고 먹고 나서 복통도 없으나 톳과 같이 너무 배설이 빨라 자제하면서 2, 3일에 하루씩 먹어가며 조절했다. 어쨌든 변비에는 신통한 효능이 있다.

이에 반해 생 미역줄기는 위장, 간도 시원스럽게 하고 전혀 부작용이 없으며 소화가 잘 되고 몸 전체에 혈액순환이 잘 되어 몸에 활력이 생기고 24시간만에 배설이 된다. 그리고 해초로 만든 싱싱한 물김치는 오늘까지 계속 먹고 있다. 평상시 변비가 있는 사람도 이런 방법으로 식사를 하면 치료될 것이다.

생 미역줄기는 장을 깨끗이 하고 설사와 변비를 조절할 수 있는 건강 식품 제 1호다. 식단은 쇠고기와 해초, 야채류를 적당히 혼합하여 입맛을 돋우게 만든다. 영양은 크게 없지만 젓갈로는 매운 양념(마늘, 생강, 고춧가루)이 들어가지 않은 밴댕이젓갈에 입맛을 내기 위해 미원을 조금 넣어서 먹으면 해롭지 않다.

내가 실험한 바로는 조기젓갈과 밴댕이젓갈은 해롭지 않았다. 다른 젓갈은 전부 먹어 보았으나 몸에서 받질 않아 제외시켰다.

평상시 좋아하는 음식 중에서 해가 없으면 추가로 먹어서 식욕을 돋울 수 있다.

간환자에게는 식이요법이 수술이나 약의 효력을 능가할 수 있다는 사실을 환자 자신이 느껴야 한다. 그러면 소화 흡수도 잘 되고 크게 회복되어 가고 있다는 사실을 실감할 것이다.

다시 강조하지만 소화 흡수가 되지 않는 식품은 아무리 단백질 성분이 많이 들어있다 하더라도 필요가 없다. 과감히 버려야 한다.

# 7

## 하늘이 내린 선물
## 당근즙

　**언제 마셔도** 입안이 신선하고 당분도 많아 달콤하면서 안정을 주는 당근즙. 이것이야말로 하늘이 간환자에게 내려주신 선물이 아닐까 싶다.
　비타민 A가 가장 많은 야채이면서 소화기능에 지장이 없기 때문에 힘이 없을 때 이것을 한 컵 마시고 나면 생동감이 돈다. 당근즙은 냉장고에 오래 보관하면 효력이 상실되고 맛도 없어진다.
　셀러리즙 역시 신비하고 생동감도 있으나 효과는 당근만은 못하다고 느꼈다. 그러나 비타민 A가 많이 들어 있고 수분이 많고 부드러우며 신선한 맛이 있어서 마시고 있다.
　어느 책에서 당근즙의 효력에 대해 읽은 적이 있다. 당근즙 한 컵

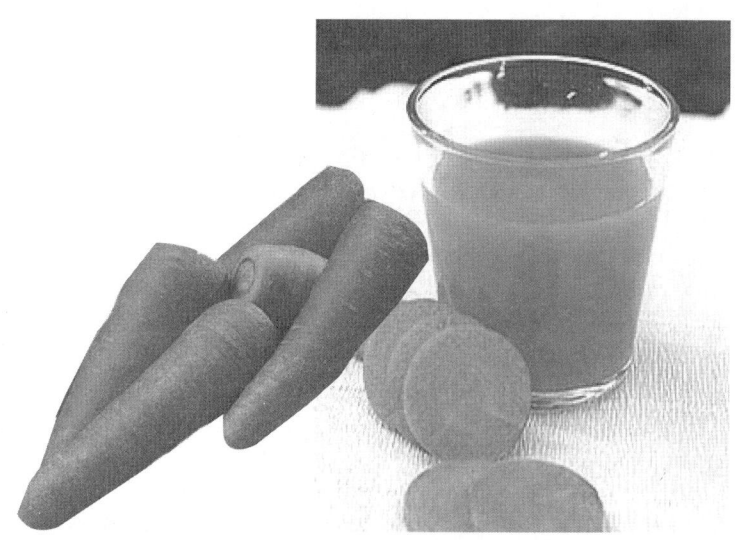

야채즙에는 효소가 들어 있어 소화 흡수가 잘 되도록 도와준다.

에는 생명이 다하는 순간에 정신을 되돌릴 수 있는 효력이 있고 몇 시간 정도 수명을 연장시킬 수 있다고 한다. 한때 팔순이 넘으신 나의 아버님이 입맛이 없으셔서 식사를 거르신다 하길래 당근즙을 밤에 한 컵 드시게 했다. 그랬더니 한 시간 뒤에 식사를 하셨고 이후로도 계속 식사를 잘 하셨다. 야채즙에는 효소가 많이 들어 있어서 소화 흡수가 잘 되도록 도와준다.

효소는 현미쌀에 많이 들어 있다고 하며, 농어, 광어, 도미, 당근, 무, 과일 등에 들어 있어서 신체 곳곳의 세포 강화와 재생 작용을 도와준다. 한 마디로 말하면 몸의 신진 대사를 왕성하게 하고 세포에 활력을 주어 신체 구조 전반을 튼튼하게 만드는 것이 효소다. 효소가 결핍되면 몸의 저항력이 약해지며 모든 세포는 생기를 잃는다.

효소가 몸에 저장되어 있는 사람은 몸 스스로 저항력이 생겨서 웬만한 병은 스스로 치유된다고 하며, 반대로 효소가 부족하면 모든 병이 치유가 안 된다.

그러므로 효소를 풍부히 함유하고 있는 식품을 많이 섭취하여 세포를 강화시키고, 병을 예방할 것이며, 병을 물리칠 수 있는 힘을 길러야 한다.

열로 익힌 음식은 효소를 상실했기 때문에 생명력이 파괴돼버린 쓸모 없는 것이라고 한다. 가열하고 조리한 음식 속에는 없는 살아있는 원소와 비타민을 야채즙으로 우리 몸에 공급해 주어야 한다는 것이다. 그래서 방부제가 들어 있는 식품이나 가공 식품은 인체에 도움이 되지 못하고 만병을 유발할 수가 있는 것이다.

안현필 선생은 모 월간지를 통해 문명이 발달한 서양에 오히려 암환자가 더 많다는 보고를 수년간 해왔다.

섬유소가 포함되지 않은 음식만을 계속해서 먹는다면 장을 청소하는 것이 아니라 장벽을 찐득거리는 물질로 쌓이게 하여 썩고 부패하여 중독이 오게 하고 장운동이 느려져 변비, 대장염 등 다른 장애들이 계속 생긴다는 것이다.

섬유소는 실제로는 아무 영양가가 없지만 장이 운동을 하고 있는 동안 장을 청소해 주고 변통을 좋게 해 주기 때문에 채소나 해초류를 통해 많이 섭취해야 했다. 중요한 것은 나의 투병생활 중 35%의 회복을 야채즙이 담당했다는 것이다.

환자 스스로가 녹즙을 마셔보면 결과를 확실히 알 수 있다. 모든 채소가 다 좋겠지만 간장병에는 당근, 셀러리가 최고로 좋다. 아무튼 야채즙과 해초는 평생 많이 먹을수록 좋다는 것을 당부하고 싶다.

# 8

## 간장병에 해로운 식품

　　　　　　간에 이로운 식품과 해로운 식품을 같이 먹어서는 절대로 안된다. 병이 갈수록 악화되므로 해로운 음식은 반드시 끊어야 한다. 죽을 고비를 넘기면서까지 해로운 음식을 먹고 난 후의 반응을 품목별로 정리했으니 참고하길 바란다.

　무엇이 이롭고 무엇이 해로운지 모르기 때문에 간장병을 앓고 있을 때 무엇이 좋으니 먹어보라는 조언을 듣게 되면 지푸라기라도 잡는 심정으로 구해서 먹게 된다. 이 때 오히려 독이 되는 음식도 있으므로 음식은 해로운 것과 이로운 것을 잘 구분해서 먹어야 한다.

　결론을 말하자면 이로운 것만 먹으면 반드시 회복이 가능하다는 것이다.

## ✱ 식물성 식품

1. 솔잎

어느 70대 어른이 솔잎을 먹으면 하얀 머리가 검게 변한다 하고, 간장병을 앓던 친구가 이것을 먹고 효과를 봤다며 한 번 먹어보라고 권고하시기에 먹어 봤다. 결과는 너무 독해 최악의 피로감, 두통, 변비 극심, 잠을 이루지 못함, 소화불량.

2. 비린 잎

영양 만점이고 간장에 좋다는 어느 기사를 보고 복용한 결과, 최고로 악화됐다. 소화불량, 변비, 최악의 피로감, 가슴이 답답하고 잠을 이루지 못했다.

3 인진쑥

소화불량, 최고의 피로감, 변비, 가슴이 답답하고 잠을 이루지 못한다. 친구의 소개로 먹어보았으나 허사였다.

4. 매화차, 매화매실즙

이것을 복용하면 배탈, 설사에 아주 좋고 세균성 물을 마셨거나 오염된 식품을 먹었을 때 또는 여름철 식중독에 좋다고 한다.

대장, 소장염에는 좋지만 간에는 독기가 반대이므로 최고로 악화, 소화불량, 피로감, 특히 변비가 극심, 잠을 이룰수 없고 손발에 쥐가 나고 소변이 자주 나온다.

5. 녹두콩, 녹두나물, 녹두로 만든 음식

녹두를 먹으면 가슴은 시원한 감이 있으나, 변비, 피로감, 소변이 너무 자주 나오고 다리에 힘이 없어진다. 또 온몸의 기력이 완전히 없어지며 손발에 쥐가 내린다.

6. 콩으로 만든 식품

밭에서 나오는 단백질로 많이 알려져 있지만 먹고 나면 피로감이 극심하다. 약 20분 후면 증상이 나타난다. 설사, 변비, 피로로 잠을 이룰 수 없다.

콩은 간에 해롭다고 널리 알려져 있다. 쇠고기 및 생선의 단백질과는 성분이 다르다.

다른 환우들에게도 같은 증상이 나타났으며 특히 콩가루 떡이나 콩가루는 먹으면 최고로 악화된다.

7. 옥파, 대파, 작은파

소화불량이나 변비가 오고 피로감, 잠을 이룰 수가 없고 가슴이 답답하고 정신을 잃을 정도며 소변이 자주 나온다.

8. 질경이

농촌 오솔길에서 주로 볼 수 있는 파란 잎으로 제기차기 하는 데 사용되기도 한다.

변비, 소화불량, 피로감, 잠을 이룰 수 없고 너무 독하여 배가 아프다.

9. 들깨와 들깻잎

소화불량, 피로감, 변비, 잠을 이룰 수 없고 여러 장을 먹으면 비위가 거슬려 구토할 수 있다.

10. 고구마

고구마는 건강한 사람이 복용하면 변비가 없어지고 배설이 잘되나, 간장병 환자는 변비가 극심하고 소화불량, 피로감, 잠을 이룰 수 없고 크게 고통스러우며 배가 아프다.

11. 들국화나무와 꽃, 과일

소화불량, 변비, 피로감, 잠을 이룰 수 없고 소변이 자주 나오고 전신마비, 복통이 유발된다.

12. 민들레

소화불량, 변비, 피로감, 잠을 이룰 수 없고 소변이 자주 나온다.

### 13. 케일 즙

위장에는 좋다고 하나 간장병에는 소화불량, 변비, 피로감, 잠을 이루지 못하며 손발에 쥐가 난다.

### 14. 신선초

위장에는 좋으나 간장병에는 소화불량, 변비, 피로감, 잠을 이룰 수 없고 고통스럽다.

### 15. 컴프리

위장에는 좋으나 간장병에는 소화불량, 변비, 피로감, 잠을 이룰 수 없고 고통스럽다.

### 16. 쇠뜨기 풀

일본에서 한참 건강에 좋다는 보도가 나와서 실험해봤다.

결과는 소화불량, 변비, 피로감, 잠을 이룰 수 없다.

### 17. 약쑥

위장에는 좋다고 하나 간장병에는 소화불량, 변비, 피로감, 잠을 이룰 수 없고 고통스럽다.

### 18. 쑥

맛은 좋으나 간장병에는 소화가 되지 않으며 변비 극심, 피로감, 잠을 이룰 수 없다.

### 19. 메밀로 만든 식품 및 메밀 채소나물

소화불량, 변비, 피로감, 잠을 이룰 수 없고 소변이 자주 나오고 손발에 쥐가 난다.

### 20. 뽕나무와 뽕잎

소화불량, 변비극심, 피로감, 잠을 이룰 수 없고, 손발 다리에 쥐가 나고 소변이 나주 나온다. 뽕나무를 달여서 먹었는데 독약을 먹은 것 같은 증상.

### 21. 산 누에

건강한 분은 보약 중에 좋은 영양제라 하나 간장병에는 독약과 같다.

소화불량, 변비 극심하며 잠을 이룰 수 없고 손발 다리에 쥐가 난다. 소변이 자주 나오면서 눈을 뜰 수 없다. 번데기도 같은 작용. 배가 아프다.

### 22. 가래떡과 떡국

소화불량, 변비, 피로감, 잠을 이룰 수 없다.

23. 팥으로 만든 떡 및 음식

소화불량, 변비극심, 피로감, 잠을 이룰 수 없고, 가슴이 답답하고 소변이 자주 나오며 손발이 쥐가나고 식은땀을 흘리며 정신을 잃을 정도 또는 응급실로 실려갈 정도.

24. 강낭콩

변비와 피로감만 온다.

25. 잡곡 중 조, 수수

소화불량, 변비, 피로감, 잠을 이룰 수 없다. 눈이 충혈되어 눈이 아프다.

26. 고추장

소화불량, 변비, 피로감, 잠을 이룰 수 없고 영양이 빠져 나가는 것 같이 음식을 먹어도 배가 부르지 않고 복통.

매운 음식은 금물이다.

27. 무와 무로 만든 음식

무는 반찬을 만드는데 맛도 있고 니코틴을 제거하는데 좋으나 간에는 소화불량, 변비, 잠을 이룰 수 없고 피로감, 소변이 자주 나오고, 손발이 쥐가 나고 복통이 유발된다.

28. 된장국

맛은 있으나 피로감, 변비, 소화불량, 잠을 이룰 수 없고 몸의 전체 기능이 마비된다.

29. 인삼, 수삼

소화불량, 변비, 피로감, 열이 나고 손발이 쥐가 나고 가슴이 답답하고 고통스럽다.

## ✱ 동물성, 민물어종 식품

30. 염소

건강한 사람에게는 보약이라 하나 간장병에는 소화불량, 변비, 피로감이 극심해서 눈을 뜨기 어렵고 손발이 쥐가 나며, 소변이 자주 나오고 잠을 이룰 수 없다. 독약 중에 독약. 복통 유발.

31. 오소리

소화불량, 변비, 피로감, 배가 아프고, 잠을 이룰 수 없다. 당뇨병에 좋다는 말을 들었으나 설사를 하고, 머리가 아프며 정신이 희미해진다.

32. 개고기, 보신탕

폐병에는 특효약으로 많이 알려져 있으며 남성의 영양식으로도 알려져 있으나, 소화불량, 설사, 변비, 피로감, 눈을 뜨기 힘들고 계속 졸음이 오지만 잠을 이룰 수 없고 복통.

33. 민물장어

최고 영양의 보고이며 칼슘, 단백질이 많고 비타민, 지방질이 들어 있으나 소화불량, 가슴이 답답하여 견디기 힘들다.

변비 극심, 피로감, 잠을 이룰 수 없었으나 몇 년 후 옥파와 같이 복용하니 소화가 잘 되고 효과가 좋았다. 양식용은 독이 되고 자연산이어야 효과가 있다. 음식 중에서 입맛을 돋우는데 좋은 식품이며 맛이 가장 좋은 편이다.

옥파는 2cm만 먹으면 적당히 소화가 되나 많이 먹으면 독이 있어서 소변이 심하게 나온다. 양파를 먹으면 소화도 되는 것을 늦게야 알게 되었다.

34. 드렝이

드렝이는 장어와 비슷하게 생겼고 몸이 허약한 분은 장어와 같은 효과를 내는 것으로 알고 있다. 그러나 장어와는 맛부터 차이가 많이 나고 효과도 약하다. 성분이 비슷하므로 옥파 3cm를 잘라서 먹으면 소화를 시키고 효과가 있을 것이다. 여러 번 실험하지는 못하고 2회 정도 해 보았다.

35. 메기탕

민물고기 중에서 장어와 같이 입맛을 돋우는 최고의 식품이다. 그러나 영양도 좋고 골고루 단백질, 비타민, 칼슘 성분을 가지고 있으나 소화불량이 심하고 변비, 피로감, 불면증이 되므로 복용시에는 반드시 옥파 2cm를 잘라서 복용하면 소화가 된다.

### 36. 잉어

민물고기 중에서 영양분이 골고루 들어있는 식품으로서 맛도 좋으며 입맛을 돋우는 식품이다.

소화불량, 변비, 피로감, 불면증이 따르므로 옥파 2cm를 먹으면 해소된다.

### 37. 붕어

민물고기 중에서 영양이 골고루 들어있는 식품이다.

맛도 좋고 입맛을 돋우며 특히 단백질, 지방질, 칼슘 성분이 많아 효과가 있으나 역시 소화불량, 변비, 피로, 수면을 이룰 수 없다. 옥파를 3cm 먹으면 소화가 되고 변비 및 수면에 지장이 없다.

### 38. 피리, 빙어, 쏘가리 외 민물고기

많은 영양은 없으나 다방면으로 영양이 좋은 편이다.

간장병에 소화는 어느 정도 되나, 피로감, 변비, 수면불능이 오게 되므로 옥파를 2cm 넣어서 먹으면 소화가 된다.

### 39. 가물치

단백질, 지방질, 비타민이 들어 있는 식품으로 영양이 좋으며 입맛을 돋우는 식품이나 간장병에는 소화불량, 변비, 피로감, 수면불능이 오므로 옥파 2cm를 복용하면 소화가 된다.

40. 미꾸라지, 추어탕

일반인에게는 영양식으로 좋고 맛도 좋으나 간장병에는 소화불량, 변비, 피로감, 수면불능이다.

아랫배가 아프고 충혈된다.

41. 돼지, 멧돼지

지방질, 단백질, 영양이 풍부하나 날씨가 더운 여름철, 불결한 시기에 식중독이 많은 식품이다. 간장병에는 소화불량, 변비, 설사, 피로감, 수면불능이다. 멧돼지는 소화시키는데 더 좋은 편이다.

42. 닭

단백질, 지방질, 각종 영양이 풍부하나 예부터 환자에게는 주의해야 할 음식이다. 소화불량, 설사, 복통, 변비, 피로감, 수면불능이 있고 생명을 잃을 수 있는 위험한 순간이 올 수 있다.

43. 꿩, 메추리, 까치, 까마귀, 뻔추

날짐승이라 큰독은 없으나 간장병에는 소화불량, 변비, 피로감, 수면불능이 온다.

44. 토끼

기름기가 많은 식품이다. 소화불량, 변비극심, 피로감, 수면불능,

손발에 쥐가 난다.

### 45. 오리

단백질, 지방질이 풍부한 식품으로 다른 병에는 다 좋은 것으로 알려져 있으나 간장병에는 소화불량, 변비, 복통, 설사, 피로감, 수면불능이 온다.

### 46. 뱀, 구렁이, 독사, 살모사, 화사, 잡뱀, 개구리

종류별로 따로따로 고아서 복용하여 보았으나 독약중의 독약이다. 변비, 설사, 소화불량, 구토, 피로감, 수면불능, 수족이 차가워지고 쥐가 난다. 폐나 위장병에는 최고의 보약이며 허약체질이나 정력에는 최고다.

### 47. 한약

한약별로 여러 가지 종류를 합하여 수 없이 먹어보고, 재료를 한 가지씩 구입하여 다 먹어 보았으나 해가 극심하다.

집안 어른 중 한의원을 운영하시는 분이 계셔서 여러모로 도움을 받았으나 가슴이 답답하고, 소화불능, 변비, 설사, 피로감, 수면불능, 구토 등의 증상으로 응급실 행.

## ✱ 해산물, 어류 식품

### 48. 고등어
지방질, 기름기 많은 식품으로 청소년 성장기에 좋은 식품이나 간장병에는 소화불량, 가슴 답답하며, 변비, 수면불능, 손발에 쥐가 나고 전신마비가 온다.

### 49. 갈치, 꽁치, 병어, 정어리, 명태, 멸치
해산물로 맛은 좋으나 간장병에는 고등어와 같은 증세가 나타난다.

소화불량, 가슴 답답하고, 변비극심, 수면불능, 손발에 쥐가 나고 피로감이 쌓인다. 종류별로 별도 실험을 다 했다.

### 50. 낙지, 오징어, 갑오징어, 한치
종류별로 따로따로 복용, 실험을 수차례 했으나 소화불량, 변비, 피로감, 잠을 이룰 수 없고 쥐가 난다.

### 51. 홍어
소화는 잘되나 변비, 피로감, 수면불능, 손발에 쥐가 나고 소변이 자주 나온다.

52. 바다장어

건강한 사람에게는 영양식으로 좋으나 간장병에는 소화불량, 변비, 피로감, 수면불능, 손발에 쥐가 난다

53. 가오리, 가자미, 서대, 황실

서대의 경우 소화는 어느 정도 되나 다른 식품은 소화불량, 변비, 피로감, 수면불능이 온다.

54. 부세

소화불량, 변비, 피로감, 수면불능, 고통.

55. 돔

소화불량, 변비, 피로감, 수면불능, 고통, 건강인은 영양식품, 맛도 좋은 편.

56. 민어

소화불량, 변비, 피로감, 수면불능, 건강인은 영양식품, 맛도 좋은 편.

57. 잡어

소화불량, 변비, 피로감, 수면불능, 설사, 손발에 쥐가 나고 토하는

경우도 있다.

### 58. 바다굴(일명 석화)

복용 30분 후 배가 아프고 설사, 변비, 소화불능, 피로감, 수면불능 너무 고통이 따르고 가슴이 답답하다.

### 59. 대합(조개 종류)

소화불량, 변비, 피로감, 수면불능.

### 60. 꼬막, 바지락, 홍합 외 모든 조개 종류

소화불량, 변비, 피로감, 수면불능, 배탈, 설사, 쥐가 난다. 위험한 해산물이며 특히 여름철에 주의를 요한다. 세균에 감염되면 비브리오균 등이 위험하고 일시적으로 생명이 위험할 수도 있다.

### 61. 해삼, 멍게

소화불량, 배탈설사, 변비, 피로감, 수면불능, 세균 감염 주의.

## ✱ 기름, 제조, 과일 및 기타 식품

### 62. 밀가루와 그 외 가루로 만든 식품

소화불량, 변비, 피로감, 전신 무기력, 수면불능 특히 변비가 극심하다.

### 63. 계란

날계란, 찐계란 모두 소화불량, 변비, 피로감, 수면불능, 가슴이 답답하고 손발에 쥐가 난다.

### 64. 고추, 고춧가루, 마늘, 생강, 후추가루 등 자극성 식품

우리나라 음식에 기본적으로 들어가는 양념이다. 그러나 자극성이 있어서 간장병에는 최고로 해롭다. 그래서 김치는 모두 해롭다. 소화불량, 복통, 배탈설사, 변비, 피로감, 수면불능, 손발에 쥐가 난다.

### 65. 식초, 짠 것, 당분, 쓴 것, 찬 것

소화불량, 배탈설사, 가슴이 답답하고, 변비, 피로감, 수면불능, 전신마비, 무기력, 특히 식초와 찬음식은 피할 것.

### 66. 참기름, 들깨기름 등 모든 기름 종류

소화불량으로 가슴이 막히는 것 같다. 변비 극심, 피로감, 수면불능이다. 손발에 쥐가 나며 전신 마비, 구토도 할 수 있다.

참깨는 조금만 먹으면 소화가 되지만 참기름은 절대 소화가 안된다. 들깨 기름을 포함한 모든 기름은 해롭다.

### 67. 튀김 종류

소화불량, 변비, 피로감, 수면불능, 손발에 쥐가 나고 전신마비.

### 68. 인스턴트 식품, 통조림, 햄, 소시지

소화불량, 변비, 피로감, 수면불능, 전신마비 응급실 행.

### 69. 과자, 빵, 각종 음료수

소화불량, 변비, 피로감, 수면불능, 손발에 쥐가 난다.

### 70. 우유, 분유

소화불량, 변비, 피로감, 수면불능, 손발이 차다.

### 71. 김, 파래

소화불량으로 속이 갑갑하고 변비가 극심해진다.
피로감, 수면불능, 전신마비.

### 72. 연근

코피를 자주 흘리는 데에는 좋으나 간장병에는 소화불량, 변비, 피로감, 수면불능, 손발에 쥐가 나며 독한 약을 먹은 듯한 느낌, 응급실 행.

73. 감자

소화불량이 극심하고, 변비, 피로감, 수면불능, 두통, 손발에 쥐가 나고 눈에 통증이 오며 요통.

74. 밤, 대추

소화불량, 변비, 피로감, 수면불능, 눈이 빠질 것 같은 통증과 전신마비, 소변이 자주 나온다.

75. 사과

소화불량, 복통, 소변이 자주 나오고 변비, 수면불능, 손발이 차고 쥐가 나며 피로.

76. 배

소화불량, 변비, 피로감, 수면불능, 복통, 두통, 손발에 쥐가 나고 눈에 통증.

77. 참외

여름 과일로 속을 냉하게 한다. 소화불량, 변비, 피로감, 수면불능, 배탈설사, 손발에 쥐가 난다.

78. 수박

여름 과일로 속을 냉하게 한다. 소화불량, 변비, 피로감, 수면불능, 눈에 통증, 충혈, 손발에 쥐가 난다.

79. 비타민 C가 많은 밀감, 딸기, 감, 토마토, 자두

소화불량, 변비, 피로감, 두통, 눈에 통증, 쥐가 나고 소변이 너무 자주 나온다. 응급실행.

80. 바나나

소화불량, 변비, 피로감, 수면불능, 눈에 통증, 손발에 쥐가 나고 차가워진다.

81. 무화과

소화불량, 변비는 없고, 설사, 피로감, 수면불능, 손발에 쥐가 나고 눈에 통증, 귀가 운다.

82. 살구

소화불량, 변비, 피로감, 수면불능, 복통이 심하고 눈에 통증, 두

통, 전신 마비증상. 대단히 독한 과일이다.

  옛말에 살구씨 가루를 종기에 바르면 낫고 살충제로 사용한다는 것을 들은 적이 있다.

83. 커피, 홍차, 카페인이 들어있는 모든 차

  소화불량, 변비, 피로감, 수면불능, 손발에 쥐가 나고 전신마비, 소변이 자주 나온다.

84. 칡차, 구기자, 녹차, 감잎차, 율무, 쌍화차, 유자차

  소화불량, 변비, 피로감, 수면불능, 손발에 쥐가 나고 소변이 자주 나온다.

85. 사이다, 콜라, 그 외 각종 음료수

  소화불량, 변비, 피로감, 수면불능, 손발에 쥐가 나고 차가워지며 소변이 자주 나온다.

## ✱ 채소 및 기타 식품

### 86. 부추
소화불량, 변비, 피로감, 수면불능, 손발에 쥐가 나고 소변이 자주 나온다.

### 87. 열무, 열무잎
소화불량, 변비, 피로감, 수면불능, 손발에 쥐가 나고 소변이 자주 나온다.

### 88. 상추, 꽃상추
소화불량, 변비, 심한 피로감, 수면불능, 손발에 쥐가 나고, 소변이 자주 나오며 귀가 운다.

### 89. 갓김치
소화불량, 변비, 피로감, 수면불능, 소변이 자주 나오고 손발에 쥐가 나며, 눈에 통증.

모든 김치 종류는 실험할 때 소금간과 약간의 조미료만 사용했으며 마늘, 생강과 고춧가루는 사용하지 않았다. 고기 및 모든 식품의 시험 과정 또한 이와 같이 실험한 결과이다.

90. 배추, 무, 김치, 깍두기

일반 김치는 고춧가루, 마늘, 생강, 젓갈 종류를 사용하기 때문에 간장병에는 독 중에 독약이다.

91. 양배추

소화불량, 변비, 피로감, 수면불능, 손발에 쥐가 난다.

92. 쑥갓

소화불량, 변비, 피로감, 수면불능, 손발에 쥐가 난다.

93. 시금치

소화불량, 변비, 피로감, 수면불능, 손발에 쥐가 나고 소변이 자주 나온다.

94. 오이

소화불량, 변비, 피로감, 수면불능, 손발에 쥐가 나고 소변이 자주 나온다. 오이는 속을 냉하게 하는 식품으로 건강한 사람은 여름에 좋은 식품이다.

95. 돌나물

소화불량, 변비, 피로감, 수면불능, 손발에 쥐가 나고 눈에 통증,

귀가 운다. 그러나 살균성분을 발휘하므로 소변이 자주 나오는 사람에게는 가장 쉽게 치료된다.

식사 때 세 잎만 먹으면 소변이 정상적으로 나오게 되므로 연세가 많은 노인, 어린이, 소변을 자주 보는 환자는 이 이상 좋은 약도 없다.

## 96. 보리밥

소화는 잘되나 속을 차게 하는 식사이므로 간에는 설사 혹은 변비, 피로감, 수면불능.

## 97. 가랏

맛 좋은 김치이나 소화불량, 변비, 피로감, 수면불능, 소변이 자주 나온다.

## 98. 멍우대

소화불량, 변비, 설사, 피로감, 수면불능.

## 99. 우렁

소화불량, 설사, 피로감, 수면불능.

## 100. 호박

소화불량, 변비, 피로감, 수면불능, 가슴이 답답하고 소변이 자주 나온다.

101. 가지

너무 독한 식품이다. 건강한 사람도 혀에 혓바늘이 돋는다.

익혀서 먹어도 간장병 환자에게는 소화불량, 변비, 피로감, 소변이 자주 나오고 독약을 먹은 것 같이 해독이 안되어 응급실로 실려갈 수도 있다.

수면불능, 충혈, 눈의 통증, 손발에 쥐가 난다.

102. 토란

소화불량, 변비, 피로감, 수면불능, 소변이 자주 나오고, 손발에 쥐가 난다.

103. 고사리

소화불량, 변비, 피로감, 수면불능, 눈과 배에 통증, 손발에 쥐가 내리고 전신마비가 되는 것 같은 독한 식품이다.

104. 모시잎(추석 송편에 사용하는 파란 잎)

송편에 넣으면 색깔도 파랗고 맛이 좋으나 간장병에는 너무 고통스럽다. 소화불량, 변비극심, 피로감, 가슴이 답답하고 수면불능, 소변이 자주 나온다. 눈에 통증, 귀가 울고 전신마비.

105. 복숭아

소화불량, 배탈 설사, 피로감, 수면불능, 소변이 자주 나오고, 눈에 통증, 손발에 쥐가 난다.

106. 나일론 의복, 가죽 의복

통풍이 되지 않아 피부에 산소가 공급되지 않으므로 피로감이 더 많아진다.

환자는 누구에게 듣거나 각종 매체를 통해 무엇이 환자에게 좋다더라 하면 어떤 것이라도 즉시 구해서 먹게 된다. 특히 자신의 병에 특효하다는 말을 들으면 사생결단하고 앞다투어 먹기 마련이다. 그러나 만성간염 이상의 환자에게는 다른 병에 다 좋다는 고단백의 뱀도 독약이 되고 만다.

내 기억에 아마 만성이 되기 전이었을 것이다. 구례에 가서 큰 뱀을 한 번 먹은 일이 있는데 당시는 효과가 좋았다. 그래서 몇 년이 지나 간경화가 되었을 무렵, 또 다시 구례에 가서 뱀을 먹고 오던 중 차 내에서 사경을 헤매다 집에 도착 후 비상약 편자환으로 겨우 생명을 부지했던 경험이 있다. 이렇게 간장병에는 아무리 좋은 약이라도 받아들이지 못한다. 또 개고기 역시 타인의 말을 듣고 먹어 보았으나 독약에 가까울 정도로 해로우며 죽을 고비를 넘겼다. 녹용 역시 다른 병에는 다 좋으나 간암에는 받지를 않고, 먹으면 소화불량, 변비, 피로감, 수면불능이 계속되고 중치가 막힌다.

뱀이나 개고기도 상기와 같은 증상이 동반된다. 소의 생간을 먹으면 소화불량, 변비, 피로감, 수면불능이 오며 특히 구토를 하게 된다.

자연산 민물 장어는 좋으나 소화가 되지 않고 변비가 오며 피로감이 오게 된다. 영양은 단백질이 많이 들어 있고 비타민 A가 풍부하지만 지방질이 많아서 소화를 잘 못시키므로 곤란하다.

10년 전만 해도 치커리가 없었는데 치커리 잎 5개, 옥파 2cm와 먹으면 소화가 잘 된다.

특히 맛이 좋아서 밥맛이 없을 때 먹으면 즉시 소화가 된다. 술은 금물이나 이러한 식품을 복용 시에는 소주 반잔 정도는 소화 기능을 촉진시켜 도움을 준다. 장어에는 단백질 50%, 지방질 20%, 비타민 A가 많이 들어 있고 비타민 B, D, E가 조금씩 고루 들어있는 좋은 식품이다. 그러나 양식은 절대 맞지 않는다. 간장병에는 붕장어, 일명 아나고가 좋은데, 회는 좋지 않고 익혀서 먹어야 한다.

소화가 잘 되고 흡수력이 빠르고 영양가가 많으며 단백질이 많이 들어 있다. 모든 식품은 소금간을 적당히 해야 소화가 잘 되고 흡수력이 좋다. 무를 먹으면 눈에 충혈이 오고 소화불량, 가슴이 답답, 변비, 피로감, 두통, 속이 시렵고, 수면 불능이 온다.

시금치는 추운 겨울에 맛 좋은 식품이나 간에는 피로감이 엄청나게 온다. 쑥은 절대 소화불량, 변비, 피로감, 수면 불능이 온다. 야채 종류는 배추, 미나리, 치커리, 당근, 셀러리가 좋다. 그 외에 특히 맞는 것이 없다. 송이버섯과 표고버섯은 극히 해롭지는 않다.

과일 종류 중에서 수박은 속을 냉하게 하므로 너무 해로우며 전신 마비되는 것이다. 딸기는 수박과 비슷하게 나타나고 특히 밀감은 극도로 해롭다. 참외도 속을 냉하게 하므로 설사가 나거나 배탈, 소화불량이 된다. 사과와 배도 먹으면 소화불량, 변비, 피로감, 수면불능, 소변이 자주 나오고 악화된다.

특히 비타민 C가 많은 딸기, 밀감, 토마토, 감, 사과는 너무 해로운 증상이 나타난다. 그 외에 과일 종류가 많지만 다 먹어보아도 맞는 것이 없다.

해초류 중에서 극적으로 해로운 것은 파래와 김이다. 복용하면 소화불량, 변비, 피로감, 수면불능, 구토, 두통이 오고 다시마는 설사를 하게 되고 복통이 온다. 젓가락으로 2회 정도는 부작용이 없으나 3회 이상이면 복통, 소화불량, 설사를 하게 된다.

미역은 좋다. 녹두는 가루든 나물이든 맛이 좋아서 구미가 당기는 음식이다. 뱃속은 원할 것 같지만 변비, 피로감, 수면불능, 소변이 너무 자주 나오고, 온몸에 기력이 없어져 다리에 힘이 없고, 쥐가 자주 나고 허리에 통증까지 와서 응급실에 갈 정도다. 돈부콩과 외콩은 소화불량, 변비, 설사, 피로감, 수면 불능이 온다.

감자는 반찬에 많이 사용될 정도로 맛도 좋고 많이 먹는 음식이나 고구마와 마찬가지로 소화불량, 변비, 피로감, 수면불능이 오고 특히 변비가 너무 심하다. 튀김 종류나 기름기가 있는 것은 소화불량, 변비, 피로감, 수면불능이 오게 된다. 이와 같이 맞는 것이 없으니 이것을 모르고 먹는다면 회복이 될 수가 없고 날이 갈수록 악화가 된다. 하지만 생 미역줄기만은 간에서 없어서는 안 될 최고의 식품이다.

소화가 양호하고 변비는 절대적으로 없어지며 뱃속이 항상 시원하다. 피로감이 없어지고 수면을 할 수 있고 피부가 좋아지고 기력이 생기며 허리 힘과 다리 힘이 좋아진다.

마늘, 생강, 고추, 갓김치, 대파, 옥파, 고춧가루, 후추가루, 신 것,

찬 것, 뜨거운 것, 쓴 것, 자극성이 강한 식품은 소화불량, 변비, 설사, 피로감, 수면불능, 전신마비가 와서 응급실로 가게 된다. 보통 사람에게는 콩으로 만든 식품이 좋으나 이 병에는 절대 맞지 않다. 보통 사람도 콩을 볶아서 먹으면 배가 아프고 설사를 한다. 그러므로 된장, 된장국, 두부, 콩가루떡이나 콩으로 만든 것은 먹지 않는다.

우리 나라 사람들이 가장 많이 먹는 김치는 왜 해로운가. 김치의 주재료인 배추는 좋다. 그러나 그 속에 들어가는 매운 고추 가루와 마늘, 생강, 멸치젓, 새우젓, 청강 등 양념류 모두가 해로운 것이다. 건강한 사람은 이해가 되지 않을 것이다.

들판과 산에서 나오는 나물 종류도 하나도 맞는 것이 없었다. 한약재료 전 품목을 구입하여 별도로 다려서 5회 및 6회까지 복용하였으나 하나도 맞는 것이 없었다.

눈에 통증이 오며 가슴이 답답하며 소변이 자주 나오는 등 온 몸에 부작용이 나타나는데 말로 형용할 수 없었다. 드링크제, 항생제 및 주사약, 먹는 항생제를 사용하면 너무 고통이 많다. 과일도 비타민 C가 많은 딸기, 감, 밀감, 토마토는 먹고 나면 응급실로 실려 간다. 동물성 중에는 쇠고기와 노루 고기를 제외하고 맞는 것이 없다.

바다에서 나오는 수많은 고기 중에서도 농어, 조기, 광어를 제외하고는 나머지는 먹으면 전부 독이 된다. 이러한 식으로 모든 식품을 하나 하나 복용, 실험한 후 나타나는 반응을 기록했다.

오랜 세월 동안 나자신을 대상으로 실험하면서 많은 위험과 고통을 겪어가며 무엇이 이 병에 이롭고 무엇이 해로운지를 정확히 파악한 것이다.

　간장병에는 이처럼 1백 가지 이상의 식품이 맞지 않고 독이 된다. 이렇게 많은 해로운 식품들을 알지 못하고 먹으며 지내니 병이 회복될 리가 없고 날이 갈수록 악화만 되는 것이다. 그러다 결국 가산만 탕진하면서 가족까지 살기 어렵게 만들고 종국엔 소중한 생명마저 잃는 것이다. 간장병에는 오랫동안 약이 없었기 때문에 이것저것 값비싼 것들을 총동원하다 보니 저소득층에서는 재산이 남아날 리 없다.

　간장병은 현재 이식수술만 하면 그래도 어느정도 완전히 회복되므로 경제적으로 여유가 있다면 별다른 문제가 없다. 그러나 그렇지 못한 경우는 반드시 식이요법만이 살길이다. 아무리 먹고 싶더라도 해로운 식품은 끊어버리고 득이 되는 몇 가지만 먹고 적당한 운동을 하면 점차 회복될 수 있다. 제4부의 식이요법 식품과 방법을 참조하길 바라며 굳은 의지와 집념으로 절대 포기하지 말고 노력하길 빈다.

# 제 4 부

# 경이로운 식이요법 나는 27년째 살고 있다

○○○

식이요법 실천 12개 항목과 간에 최고로 좋은 식품들 위주로 섭생, 적당한 운동과 아침 목욕이 내 건강 회복의 비결.

# 1

## 경이로운
## 식이요법 12개 항목

**1. 아침이면 몸이** 천근만근이라 일어나기 힘들겠지만 새벽 5시에서 6시 사이에 기상한 후 산책을 한다. 자기 몸에 알맞게 5분이나 10분 정도를 걸을 수 있는 데까지 천천히 걸으며 시원한 공기를 마신다. 혈액순환이 잘 되면 날마다 양을 조금씩 늘려 간다. 그리고 아침 기상 시에 생수를 한 컵 꼭 마신다. 그 후 20분 정도 지나면 당근즙을 마신다.

생수는 한 시간에 한 번씩 자주 마셔주며 몸을 될 수 있는 한 움직이는 것이 좋다. 생수는 높은 산에서 나오는 것으로 오염이 안 된 좋은 것이라야 한다. 처음 실험하는 날, 수돗물을 끊고 생수를 마셨는데 3시간 후부터 가슴이 뚫어지는 기분이 들었다.

2. 간은 칼슘과 비타민 A를 가장 많이 요구하며 그 다음이 단백질이다. 당근즙은 가족이 자주 내 주어 하루에 5회, 6회에 걸쳐 5, 6컵 정도 마셨는데 특별한 부작용이 없는 만큼 많이 마셔도 된다.

셀러리에는 비타민 A가 많이 들어 있으니 별도로 즙을 내어 마시면 효과가 좋으나 당근과 다른 것을 합하여 즙을 내면 효과를 상실한다. 당근은 즙으로는 소화 흡수가 잘 되나 씹어 먹으면 소화가 절대 안 된다. 5일 만에 한 번씩 식사 후 한 입씩만 씹어 먹도록 한다. 파슬리는 식중독을 예방하는 즙이지만 자주 먹으면 좋지 않다.

3. 돌미나리는 산골짜기 계곡이나 깨끗한 들판에서 나는 자연산 미나리를 말한다. 돌미나리즙은 해독제로써 자주 마시면 저혈압이 되거나 몸의 기력이 없어진다. 그 이유는 간의 독기만 제거하는 것이 아니고 영양가도 뽑아 해독하므로 배탈같은 것은 예방되지만 몸의 기력을 잃고 힘이 없어지는 것이다.

해독제 역할을 하니 일 주일에 한 번 정도 복용한다. 미나리 나물을 씹어서 소화가 되면 그렇게 먹어도 좋다. 식초를 치지 말고 소금으로 간을 맞춰서 깨만 몇 알 뿌려서 먹어야 하며 돌미나리를 구입할 때 뿌리까지 뽑으면 좋다. 처음에는 성분을 모르고 미나리를 몇 년 동안 먹다가 죽기 직전까지 가기도 했다.

4. 식사는 현미밥을 지어먹어야 한다. 영양가는 10배 이상 된다.

지을 때는 검정콩 몇 알만 넣고 찹쌀을 한 주먹 넣은 후 굵은 소금을 찰밥하는 방식으로 조금 넣고 지으면 밥맛이 좋고 영양도 좋아진다. 한 수저에 50번 씹는다는 마음으로 잘 씹어야 소화가 된다. 그리고 압력솥에 해야 좋다.

일반 솥에는 밥이 되지 않는다. 현미밥은 쌀눈과 쌀껍질의 파란 부분에 섬유질이 있고 비타민 A와 E, D, 탄수화물이 들어있어서 좋으며, 하루가 지나면 배설이 잘 되어 속이 시원하고 양을 조금씩 먹어도 힘이 생긴다.

간장병은 간에 영양이 저장되지 않으므로 항상 몸에 힘이 없으며 식사시간이 다가올 때면 조금도 참기가 어려워진다.

그러나 현미 식사를 하면 조금 먹어도 몸에 힘이 생기고 다음 식사시간이 돌아와도 몸에 힘이 빠지지 않고 활동하는데 크게 지장이 없을 정도로 영양이 간에 잘 공급되어 혈액 순환이 된다. 게다가 변비의 고통도 사라진다. 안현필 선생은 현미가 백미보다 몇 십배 영양이 있다고 하셨다.

이런 식으로 식사를 하면 6개월 후부터는 몰라보게 회복되며 기가 살아난다. 이렇게 회복이 되어 가면 현미 70%, 일반미 30% 이런 식으로 줄이고 2개월 후에 현미 50%, 일반미 50%으로 하다가 6개월 후에는 현미 30%, 일반미 70%로 밥을 지어먹으면 씹는 시간이 절약된다. 회복이 많이 된 후라도 식사 할 때는 30번 정도는 씹어 삼킨다는 생각을 잊어서는 안 된다.

5. 미역 생산 공장에서 가공하면서 잎은 떼내고 줄기만 소금에 절여 박스에 담은 것이 시중에 나온다. 생 미역줄기를 30분 정도 하루분 국을 끓일 것을 물에 담궈 놓았다가 소금물이 빠지면 짧게 잘라서 굵은 소금으로 다시 간을 맞추어 쇠고기 몇 점을 넣어서 끓인다.

국은 한 그릇 먹어야 하고 밥은 조금 먹어도 좋다. 시간이 흐른 후 중간에 또 한 그릇을 먹으면 뱃속이 더 시원하고 소화가 잘 되며 변비가 없어져 숙변이 빠지면서 날아갈 듯이 시원해진다. 이것은 많이 먹어도 소화가 잘 된다. 소화불량, 변비, 피로감, 수면불능, 모두가 한꺼번에 사라진다.

국을 끓일 때 푹 끓여야 부드럽다. 이 때부터 매일 배설이 시원스럽게 되며 온 몸이 빠르게 회복된다. 아무리 간장에 좋은 것이라도 변비가 있어 썩은 피가 몸에 돌게 되면 피로하고 수면불능, 소화가 되지 않고 몸 전체가 천근만근이다.

변비는 그만큼 중병의 첫 번째 신호다. 우선 생 미역줄기국을 먹으면 정신이 상쾌해지며 모든 신체구조가 정상으로 돌아간다. 칼슘 성분이 많으며 미네랄이 들어 있어서 뼈에 힘이 생기고 허리 아픈 것도 없어진다.

간장병에는 최고 좋은 약이며 천해의 보약이라 할 수 있다. 옛 성인들이 산모에게 미역국을 먹인 이유도 여기에 있었다.

6. 배추물김치는 소금으로 담으며 생배추에 당근과 깨가루를 친

후 생수로 담아야 한다.

배추나물은 배추를 삶아서 소금과 깨가루를 쳐서 무친다. 쇠고기를 씹지 못할 상태면 고기를 갈아서 국을 끓여 먹는다. 치아에 힘이 있으면 전골이나 로스구이, 불고기로 먹으면 영양이 더 좋아서 회복이 빠르다. 쇠고기는 단백질 성분이 많고 지방질이 적기 때문에 좋다.

그중 기름기를 걷어낸 안심이 가장 좋다. 등심은 기름기가 있어서 소화가 안 된다. 머릿고기는 기름기가 많아서 좋지 못하다. 육회도 금물이다. 생선은 조기, 농어, 아나고, 광어만 좋고 다른 것은 해가 많다.

특히 활어를 먹을 경우 농어, 광어를 집에서 칼과 도마를 100도 이상 끓는 물에 소독을 한 후 깨소금에 먹으면 소화가 잘 되고 기력이 빠르게 회복된다. 대신 여름에는 먹지 않도록 한다. 현지 바다에 가서 잘 부탁하여 자연산으로 먹어야 한다. 양식어종은 금물이다. 이 생선 이외의 것은 먹지 말아야 한다. 많은 실험을 걸쳐서 확인한 것이다. 9개월 정도 후 회복이 되면 돔, 민어 같은 것이 받을 경우 먹어도 된다. 국을 끓여 먹거나 구워 먹어도 된다. 아나고는 구워서 익혀 먹어야 좋다. 날로 먹으면 식중독 위험이 있기 때문이다.

7. 육식으로는 노루 고기가 잘 받고 간에 좋다. 전골로 먹는 것이 가장 좋은 방법이다.

8. 비린내가 많은 식품은 절대 금물이다. 민물 고기 중 은어를 익혀 먹으면 잘 받고 크게 도움이 된다.

9. 식이요법 중 빼 놓을 수 없는 것이 적당한 운동이다. 가장 빠르게 회복되는 성공길이다. 운동이라 하여 마라톤이나 단거리를 달리라는 것이 아니고 몸의 기능이 오랫동안 누워 있는 것에 익숙하기 때문에 가까운 거리를 알맞게 걷는다.

그러면 몸에 혈액순환이 잘 되고 신진 대사가 좋아진다. 아무리 피로하더라도 매일 아침이나 저녁에 걸으려고 하는 환자는 살 수 있고 계속 누워 있겠다는 사람은 회복이 어렵고 죽게 된다.

강원도 정선에서 한의원을 오랫동안 경영하신 방태산 원장님은 서울에서 한의원을 경영하시다가 뜻한 바가 있어 강원도 산골로 이전하셨다. 그 이유는 공기가 좋고 입원환자가 빠르게 치유될 수 있는 환경이기 때문이다.

먼 곳에서 환자가 찾아오면 가장 먼저 하는 치료 방법이 산골짜기 등산로를 하루에 5킬로미터 이상씩 걷게 하는 것이었다. 방태산 원장님은 1995년 '누우면 죽고, 걸으면 산다.' 라는 제목의 수기를 출간하였다. 나도 읽어보았는데 공감되는 부분이 많았다.

또한 회복된 다른 환우들을 만나 봐도 등산을 해야 건강이 빠르게 회복될 수 있다고 하였다. 처음에는 이렇게 기력이 없는데 등산이 가능한가 하고 생각하였으나 집 부근부터 조금씩 걷기 시작했다.

3백미터 내지 5백미터쯤 걸을 수 있게 되었을 때 무등산 중심사 입구를 3일에 한 번씩 가서 1백미터씩 늘려 가니 후에는 장거리 등산도 가능하게 되었다.

등산은 한 번에 많은 걸음을 걷게 되면 무리가 되어 장시간을 계속할 수가 없다. 평지같은 곳은 25분 걷고 5분 휴식을 취하고 조금 가파른 곳은 20분 걷고 5분 휴식, 조금 더 가파른 곳은 10분 걷고 5분 휴식을 취했다.

너무 가파른 곳은 5분 걷고 5분 휴식을 취했다. 무등산 규봉암을 7시간 만에 일주한 후 정상을 여러 번 등정할 수 있었고, 지리산 장거리 노선과 골짜기마다 전부 등산을 하였으며 설악산의 중요한 노선도 전부 등산해 보았다.

가장 높다는 지리산 청왕봉과 설악산 대청봉을 올라갔을 때는 감개무량하여 눈물을 흘렸다. 한라산 정상을 올랐을 때도 너무 기쁘기 한이 없었다.

등산을 하면서도 도시락을 준비하거나 쌀과 반찬을 준비하여 직접 지어먹기도 하고, 맛은 없지만 현미떡을 준비해서 시장하면 조금씩 먹으면서 장거리 등산을 했다. 찰떡이나 간식 등 모든 음식들은 집에서 준비한 것만을 먹으며 이런 식으로 등산을 했다.

10. 몸이 어느 정도 회복되면 산책 후 아침마다 대중 목욕탕에 들려 40분 정도 목욕을 한다. 몸을 닦고 비누칠을 해서 씻은 후 최고로

뜨거운 열탕으로 들어가 5분만 있으면 된다.

　5분을 초과하면 해롭다. 열탕에서 5분 있다가 냉탕에서 20초만 지나면 나온다. 2회 정도하고 나면 정신이 맑고 상쾌하며 피로가 가신다. 아무리 더운 여름이라도 일 년 간 지속하면 피부가 부드러워진다. 나는 지난 20년간을 이 일을 계속했다.

　손바닥과 발바닥에 자극을 주기 위해 자주 문지르고 마사지한다. 하루 세 번씩은 반드시 한다. 여름에도 찬 물로 목욕을 하면 문제가 생긴다. 꼭 더운물로 해야 하며 너무 잠을 많이 자도 피로해진다. 6시간 정도 자는 것이 제일 적당하다.

　무엇을 하든지 취미 생활을 해야 한다. 몸을 움직일 수 있는 한 움직여야 시간도 잘 가고 건강 회복에 도움이 된다. 하지만 고개를 숙이고 글씨를 많이 쓰는 것은 해롭다. 가볍게 신경쓸 수 있는 취미생활을 찾아서 움직여야 혈액 순환이 된다. 누워있는 시간이 길면 좋지 않다. 만나는 사람이 있으면 만나고 대화도 나누고 하는 것은 맑은 정신을 유지하게 해 준다. 그리고 항상 밝은 생각을 갖도록 노력해야 한다.

　밤에 자기 전에 뜨거운 물에 발을 담그는 것도 혈액순환이 되어 회복에 좋다. 10분 정도면 좋은데 물이 아주 뜨거우면 5분 정도 담근다.

11. 굼벵이가 간장병에는 좋으나 반드시 본인이 직접 기른 것이라

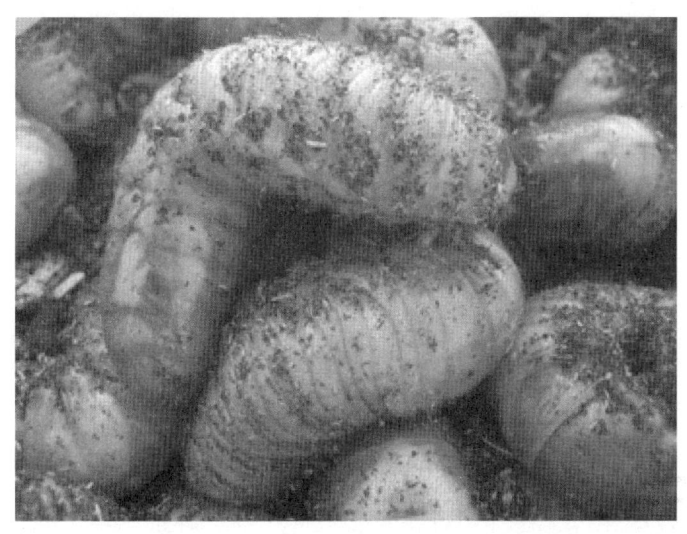

야 한다. 시골 초가 지붕에 물을 많이 뿌려서 서근세 속에서 나온 것이거나 그렇지 않으면 땅 위나 시멘트 바닥 위에 벼 짚단을 두껍게 깔고 물을 자주 주어 기른 것이 좋다.

굼벵이는 습기가 많은 곳에서 산다. 소뒤엄이나 풀단 속에서나 고구마 밭에서 나오는 것은 독성이 있어서 먹으면 사경을 헤맨다. 친척이나 친구가 아닌 사람에게 구입하면 크게 고통을 당한다. 한약방에서 3번을 구해 먹었는데 한 번은 좋았으나 나머지는 사경을 헤매서 반품하거나 그냥 버렸다.

원래 나쁜 환경에서 자란 것을 잡아온 것인지 유통과정에서 변질되어 그런지 알 수는 없었다.

굼벵이는 살아있는 것을 구입하거나 잡은 즉시 볶는다. 그리고 시원한 그늘에 나이론실 자루나 공기가 잘 통하는 대나무 바구니 같은 곳에 담아 며칠간 말린다. 건조한 후 가루로 만들어 먹거나 그냥 한 마리씩 먹는다. 간장병에는 특효약이나 변질된 것을 먹으면 생명이 위험해진다. 먹으면 가슴이 시원해진다.

간혹 몸이 극도로 피로할 때가 있다. 그때는 다음과 같은 방법으로 대처한다.

① 당근즙을 한 컵이나 두 컵 정도 마신다.

② 생수를 조금씩 20, 30분 간격으로 마신다.

③ 생 미역줄기국을 반 그릇이나 한 그릇 정도 먹는다.

다음으로 환우들의 경험을 보면 코피가 자주 나고, 잇몸에서 피가 자주 나며 지혈이 안 될 때는 귤과 함께 만든 연근 뿌리즙을 조금만 먹든가, 잔디뿌리나 일명 떼뿌리를 고아 먹어도 상당한 효과가 있다고 한다. 복수가 잘 빠져나가지 않을 때는 단호박에 굼벵이를 50~60마리 정도 넣어서 중탕을 해 먹어도 좋은 효과를 얻을 수 있다.

케일과 컴프리는 간에 절대 맞지 않지만 빈혈에는 좋다. 양배추와 컴프리는 위궤양에도 좋다.


12. 복수가 찼을 때에는 톳나물을 먹으면 어느 정도 효과가 있다. 환자에 따라 효과가 아주 좋은 경우도 있다. 배설기능을 도와주기 때문에 변비에도 좋고 소화기능도 도와준다. 또 숙면을 도와주기도 한다. 많이 먹을수록 좋다. 1회에 김치담는 그릇에 반정도 양이면 적당하다. 그 정도면 젓가락으로 7~8번 정도 먹을 수 있다.

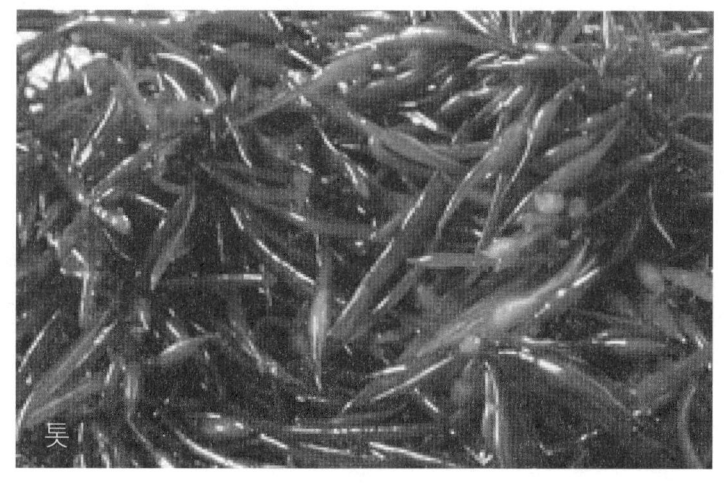
톳

과거에는 복수가 차면 굼뱅이, 생미역줄기, 톳나물을 먹거나 단호박을 삶아서 소금에 간을 해서 먹었으나 실험해보니 톳나물국이 가장 효과가 좋았다. 수협이나 농협, 축협공판장 등에 가면 완도산을 구할 수가 있다. 그런데 이 톳나물이 일본에서 초등학교 급식용으로 사용돼 최근 2~3년사이 가격이 배 가까이 올랐다.

봄에는 가랏을 즙을 내서 마시거나 김치로 담가서 먹으면 복수를 가라앉히는데 도움이 된다. 무우잎하고 비슷하게 생겨 김치를 담궈 먹으면 된다. 약간의 미원 정도는 관계없다. 배설도 도와주고 소화기능도 도와준다. 그런데 내가 지금까지 설명한 식이요법은 간장병뿐만 아니라 대장암, 위암 등 소화기계 등의 암에도 효과가 있다. 특히 대장암의 경우 식이요법은 효과가 크다. 간암 뿐만 아니라 인체의 모든 암은 국소병이 아닌 전신질환이기 때문에 식이요법은 치료의 기본이기 때문이다.

# 2

## 간에 최고로 좋은 식품들

1. 자연 생수, 산이나 계곡에서 나오는 샘물
2. 현미밥
3. 당근즙
4. 생 미역줄기
5. 배추나물과 물김치
6. 쇠고기
7. 자연산 민물장어
8. 노루
9. 치커리는 소화도 잘 되게 돕고 배탈, 설사, 식중독을 예방한다. 일반인은 여름철에 육류와 함께 먹으면 절대 배탈, 설사가 없다.

10. 조기, 농어, 광어, 붕장어(일명 아나고)

11. 은어(민물 고기)

12. 굼벵이

13. 산딸기

# 3
## 환자의 의지가 중요하다

　　　　　　　병이란 마음이 괴로우면 악화요, 마음이 평화로우면 회복되는 법. 아무리 가족이 최선을 다해 식이요법을 준비해도 환자의 정신상태가 깨어있지 않고 의지와 집념이 투철하지 않다면 그것은 회복불능이다. 무엇보다도 환자의 굳은 의지, 반드시 회복하고 말겠다는 정신자세가 중요하다. 내가 다시 건강해져서 나를 도와준 가족에게 보답하겠다는 마음으로 최선을 다해 노력해야 한다.

　　환자는 기력이 없기 때문에 기억력이 없어지고 조금 오래되면 사람을 알아보지 못하고 지능도 떨어진다. 그래서 간혹 남에게 오해받기도 한다. 여러 환우를 만나면서 물김치를 소금으로 간하여 깨가루를 조금 뿌린 것만 먹으라고 권하면 '왜 맛없는 것을 먹느냐'며 반문

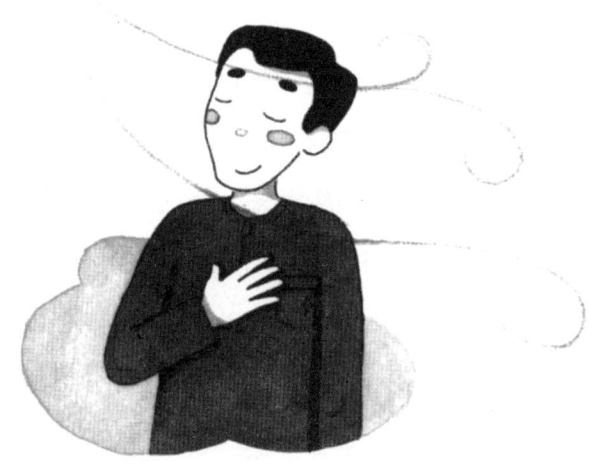

한다. 왜 그렇게 어리석은 말을 하는지 이해할 수가 없었다.

병을 앓고 많은 세월 고통받으며 가족들에게도 고통을 주면서 진정 회복되기를 원한다면 단 것, 쓴 것을 가려 맛있는 것을 찾아 먹을 생각을 하면 안 된다. 어려운 것을 인내로 극복하는 사람이 병을 이길 수 있고 성공할 수 있다. 그렇지 못하면 스스로 화약통을 짊어지고 불로 들어가는 것과 같으니 정신을 차리고 살기 위해 노력해야 한다.

세상을 살다보면 쉽고 좋은 일만 있는 것이 아니고 사나운 태풍에 비바람 치는 때도 있다. 그렇듯 순조롭지 못한 사람이 마음마저 상하면 병이 오기 마련이다.

누구나 한 번 쯤은 경험해 봤겠지만 걱정거리나 심한 괴로움이 있을 때는 우선 식사할 마음부터가 생기지 않는다.

그런가하면 정신적인 스트레스를 심하게 느끼게 되면 위장 속의 음식물이 소화가 되지 않음을 경험해 봤을 것이다. 이런 경험들은 마음이란 것이 우리 몸에 얼마나 많은 지배력을 가지고 있는가를 보여준다. 그래서 병은 마음에서부터 생긴다는 말이 있는지도 모르겠다.

건강한 사람도 더욱 건강하기 위한 삼대 요소가 있다. 그것은 평안한 마음, 적당한 운동, 적당한 섭생이다. 그 중 가장 중요한 것이 평안한 마음이 아닌가 싶다. 괴로운 마음들이 오래되면 그 것은 상심이 되고 그 상심은 죽음으로 연결된다.

병이 생기면 의사의 진찰을 받고 지시를 따르는 것이 상식이지만 그보다 앞서 본인 스스로 병을 고치겠다는 마음가짐이 훨씬 더 필요하다.

아무리 균형잡힌 식사를 한다고 하더라도 심신이 헝크러진 상태로 화를 내거나 불편한 마음가짐이 지속된다면 간을 회생시키는데 어려움이 따른다. 이것을 잘 알면서도 이행하지 못한 많은 환우들에게 다시 한 번 상기시켜주고 싶다.

# 4
# 단백질의
# 중요성

간장병에는 여러 가지 영양소 중에서도 단백질이 중요하다.

현대 의학 실험에서 수술 전 며칠 동안을 굶긴 후 영양이 좋지 않은 상태에서 간 절개 수술을 할 경우는 간세포의 재생능력이 지연되었다. 또 간 절개 후 단백질 양을 조금 투여하다가 고단백을 투여하면 재생이 활발해진다는 결과도 나왔다.

간세포의 주성분은 단백질로 되어 있다. 단백질은 간장운동을 활발하게 해 줄 뿐만 아니라 망가진 간세포를 재생시키는데도 가장 큰 도움이 되는 영양소이다. 단백질에도 여러 종류가 있다.

가장 좋은 단백질은 필수 아미노산이 균형있게 들어 있는 것이다.

우리 몸을 구성하고 있는 20여 종의 아미노산 중에서 8종의 아미노산은 몸 속에서 합성되지 않기 때문에 반드시 음식물을 통하여 섭취해야만 한다.

이 필수 아미노산은 파괴된 간세포를 재생시키는데 필요한 것이며 섭취하지 못하면 간의 재생이 느려진다. 이 양질의 아미노산은 쇠고기, 해산물, 계란, 우유에 많이 들어 있으며 식물성 식품 중에는 콩류, 견과류 등에 들어 있다. 이렇게 육류와 해산물, 식물성 단백질이 서로 어우러졌을 때, 간에 필요한 영양가는 더욱 높아진다.

나의 경우는 쇠고기와 해산물 이외에는 몸에서 받질 않았다. 우리가 먹는 단백질이 몸 속에 들어가서 100% 피가 되고 살이 되는 것은 아니다.

여러 가지 음식을 통해 단백질을 골고루 섭취하면 소화 효소에 의해 아미노산으로 분해되어 간으로 보내진다.

간에서 인체 단백질로 조립이 되어 신체 각 부분의 요구가 있을 때 공급해 주게 되는데, 이것이 소위 말하는 고단백질이다. 그러나 저단백질을 무시해서는 안 된다. 앞서 말한 바와 같이 우리 몸에 필요한 필수 아미노산은 8종류가 있는데 서로 합쳐야 단백질의 효율이 높아진다.

예를 들면, 쇠고기 한 덩어리보다는 쌀, 콩, 치즈를 곁들이면 고기보다 더욱 좋은 단백질이 될 수 있다는 것이다. 이렇게 서로가 잘 조화되어야만 상승작용이 이루어지므로 여러 가지 식품이 골고루 섭취되어야 하는 것이다.

이렇게 균형잡힌 식사도 중요하지만 소화 흡수가 잘 되게 조리하고 연구하는 것 또한 중요하다.

여기서 분명히 밝혀두고 싶은 것은 단백질 과잉의 함정이다. 간기능이 나쁠 때 적당이란 것이 과잉섭취하지 말라는 뜻이다.

단백질 과잉은 간에 많은 부담을 주게 된다. 간혹 어떤 사람들은 단백질을 약이라 생각하고 고기만 집중적으로 섭취하는 경우가 있는데 이것은 현대 의학 상으로도 잘못된 것이고 내 경험으로 보아도 잘못된 것이다. 단백질을 섭취하는 데 있어서는 과잉이나 결핍이 되지 않도록 적당하게 섭취하는 것이 중요하다.

간이 나쁠 때는 아미노산이 인체의 단백질을 합성하는 능력이 부족하다.

또한, 과잉섭취하면 소화 흡수가 되지 않는다. 간의 상태에 따라서 단백질을 소화 흡수시키는 능력에도 한계가 있으므로 그 능력 이상의 양은 소화 흡수되지 못하고 그대로 대장에 이르게 된다. 그 곳에서 장내 세균작용에 의하여 부패되어 그 독성은 대장을 자극함은 물론 또 흡수되어 간에 많은 부담을 주게 되는 것이다.

간은 우리 몸의 화학공장이기 때문에 몸에 해로운 독물은 해롭지 않은 물질로 만들어 소변으로 배설시킨다. 건강한 사람에게는 별 문제가 없지만 환자는 간의 능력이 떨어져 있기 때문에 필요 이상의 대사 작용을 강요하는 셈이 되므로 극심한 노동을 하는 셈이다.

간기능이 아주 떨어져 있는 사람이나, 복수가 심하거나 출혈이 있는 환자는 특별히 주의해야 함은 두말할 필요도 없다.

그러므로 복수가 많이 찬다거나 출혈이 있을 때에는 무엇보다도 의사의 지시를 착실히 따르는 것이 가장 바람직하다.

평상시보다 좀 더 양을 적게 먹어야만 위장과 대장, 소장에 부담을 적게 주어 소화가 잘 된다.

단백질을 조금 더 첨가한다고 생각하면서 식단을 짜야 한다. 우선 환자 스스로가 먹으면서 양의 증감을 느끼는 것이 가장 중요하다. 경험이 가장 좋은 스승이다.

특히 간환자는 체질과 병의 경중에 따라 달라지기 때문에 본인 스스로 자신의 몸과 음식을 느껴보는 것이 필요하다.

많은 환우들과의 면담을 통해 식단을 조금만 신경쓰면 당질은 따로 섭취할 필요가 없다는 생각이 들었다.

당질은 에너지원과 단백질 절약 작용을 한다. 에너지를 낼 수 있는 당질이 부족하면 단백질이 당질 대신 에너지로 바꾸어 일을 한다.

그러나 당질을 과다하게 복용하면 오히려 손해가 있음을 분명히 알아야 한다.

당질을 과잉섭취하면 간장에 기름이 끼는 지방간이 초래된다.

특히 수용성 비타민을 급증시키는데 이것은 상대적으로 중요한 영양소 부족을 초래하며 취장에서 한꺼번에 인슐린을 배출하여야 하는 과도한 노동을 하게 만든다.

이러한 일이 자꾸 되풀이되면 얼마 안 가서 약해진 췌장은 당질 양만큼 필요한 양의 인슐린마저 생산하지 못하고 나중에는 당뇨병이 되는 것이다.

당뇨병 환자의 과반수가 지방간이라고 한다.

칼슘이 부족하면 허리, 다리에 힘이 없어서 움직이는데 문제가 생기므로 생 미역줄기를 잊지 말고, 톳과 같이 먹으면 효과는 바로 나타난다.

염분을 너무 많이 제한하면 소화가 되지 않으므로 염분은 어느 음식이든 너무 짜지 않을 정도로 사용해야 한다.

염분을 제한하면 간질환자는 식욕이 떨어지고 소화불량이 극심하므로 영양 부족이 올 수 있다.

커피나 홍차 등 차 종류와 음료수는 절대 금물이다.

특히 단백질이 부족하면 안되니 쇠고기는 절대적으로 먹어야 하며 깨끗하고 정성어린 음식은 보기에도 좋고 치료에 큰 도움이 된다.

간단히 요약하자면 정성이 담긴 영양 식단, 소화 흡수와 배설에 착안, 규칙적 시간 엄수, 인내와 의지, 집념으로 실천한다.

# 5

## 우리 몸의
## 활력소인 비타민

비타민은 우리 몸의 신진 대사와 생리적 작용에 관계되기 때문에 대단히 중요한 역할을 한다. 비타민이 부족하면 눈의 시력부터 소화기능, 기억력 감퇴 등 여러 가지 현상이 나타나고, 평상시 간에 비축되어 있는 비타민까지 감소되며 그로 인하여 간세포의 기능이 약해져 결과적으로 간 기능이 더욱 떨어진다.

이럴 때 부족한 비타민을 공급해 주면 간 기능은 원상으로 회복된다. 투병 과정에서 비타민은 참으로 중요하고 신기한 식품이다. 체내의 여러 가지 영양분의 이용을 촉진시키며 질병에 대한 저항력을 높여 주므로 간장에는 절대적으로 필요한 물질이다.

비타민을 많이 섭취해도 크게 효과가 나타나지 않는 것도 간세포가 오랫동안 손상되어 있어서 재생에 많은 비타민이 소요될 뿐만 아니라 간이 활동할 힘을 만들고 대사 체계를 바로 잡는데도 많은 비타민이 소요되기 때문이다.

또 오랫동안 흡연과 음주 또는 과로로 비타민을 다 잃었기 때문이다. 그래서 비타민 A, $B_1$, $B_2$가 가장 필요하다. 비타민 A는 당근에 가장 많이 들어있으며 비타민 $B_1$과 $B_2$는 현미에 가장 많이 들어있다.

그러므로 당근즙과 현미밥을 먹으면 다 보충이 된다. 비타민 $B_1$은 신진대사에 관여하는 비타민이다. 우리 나라처럼 백미를 주식으로 하는 사람들은 특히 비타민 $B_1$을 다량 공급할 필요가 있다. 백미에는 비타민 $B_1$이 아주 적으나 현미나 보리, 잡곡밥에는 많이 들어있기 때문에 현미, 잡곡밥을 먹는 것은 아주 좋다.

옛 우리 선조들은 가을이 되면 최소한 2주에 한 번 정도는 수수밥, 조밥, 콩밥 또는 이 잡곡으로 만든 떡을 먹으며 이웃과 정을 나눴었다. 이것이 바로 비타민을 보충하는 지혜였던 것이다. 때로는 벼를 정미한 후 누가를 볶아서 먹었다. 이것은 현미의 쌀눈으로, 가장 중요한 배아와 비타민 $B_1$이 많이 함유된 것이며 인체의 신진대사에 좋다.

현미 식사를 하면 몸 전체에 힘이 나고, 양을 조금만 먹어도 백미밥보다 영양 면에서 훨씬 효과가 좋다.

보통 건강한 사람도 비타민 $B_1$, $B_2$가 부족하면 간장병이 생길 수 있고 술을 즐기는 사람은 술이 비타민 $B_1$ 흡수를 방해하기 때문에 더욱 간이 나빠진다는 보고도 있다. 이렇게 중요한 비타민 $B_1$이 입으로 섭취하면 간까지 가는 도중에 대부분 장내 세균에 의해 파괴된다는 것이다.

그래서 서로의 방해를 막기 위하여 양파와 마늘에 들어있는 알리신을 섭취하면 비타민 $B_1$의 흡수를 도울 수 있다. 나의 경험상 양파나 마늘을 먹으면 해로웠기 때문에 같이 혼합해 먹을 때는 양파 1개의 10분의 1정도나 마늘 반쪽만 곁들여 먹으면 소화 흡수가 되며 크게 고통을 받지 않았다.

건강한 사람도 양파만 먹으면 위장이나 간이 나빠지고 독성이 있다. 어떤 비타민이든지 단백질, 칼슘 성분을 파괴시키는 것은 카페인, 술, 설탕, 가공식품, 냉동 식품, 당분, 오염된 공기, 생수가 아닌 물 등인데 이 중에서 특히 카페인과 설탕은 위험하므로 주의해야 한다. 간에서 가장 필요로 하는 영양소는 단백질, 비타민 A, $B_1$, $B_2$와 칼슘이다.

# 6

## 물과 미네랄의 중요성

우리 몸의 5분의 3은 물로 구성되어 있다. 인간이 생명을 유지하는데 있어 물의 비중은 그만큼 크다. 미네랄은 광물질이기도 하며 무기질이라고도 한다. 이것 또한 우리의 생명을 유지하는데 없어서는 안 될 중요한 역할을 담당하고 있다.

수분이 많은 식품에 조금씩 들어있으며 특히 생수와 바다에서 나오는 해초류에 많이 들어 있다. 과일이나 채소류는 말 할 것도 없고 미역, 다시마 등 여러 해산물에 풍부하다.

장수촌들은 대개 산 좋고 물 좋은 곳에 위치한다. 본격적인 식이요법을 시작하면서 무등산의 약수를 아침에 마시고 식사 후에도 마셨는데, 10시쯤 답답한 가슴이 시원해졌다. 그래서 나는 새삼 물의 중

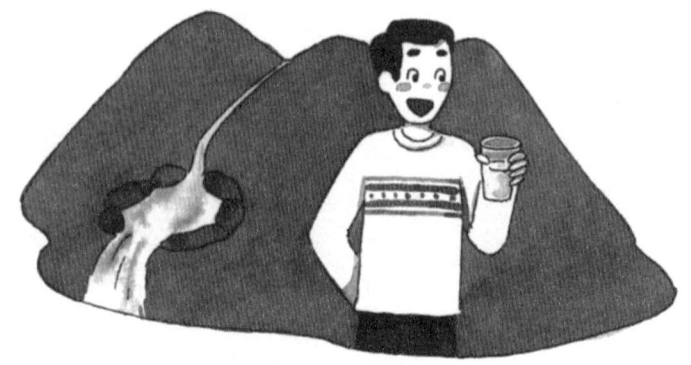

요성을 실감했다. 그 후 지금까지 수돗물을 먹지 않는다. 미네랄이 살아 숨쉬는 물은 산골짜기 샘물이다.

우리 몸을 구성하는 미네랄은 칼슘, 칼륨, 인, 철, 마그네슘, 나트륨 등 수십 종이 있는데 이 중에서 가장 많은 비율을 차지하고 있는 것이 칼슘이다.

장에서 흡수한 칼슘은 대개가 뼈나 치아로 가고 나머지 소량이 근육이나 혈액 속에 녹아 있는데 이것이 우리 인체에서 아주 중요한 구실을 하고 있다.

출혈 시 혈액을 응고시키는 작용을 비롯하여 우리 몸의 체액을 알칼리성이 되도록 도와 준다. 인체를 오랫동안 산성인 상태로 방치하게 되면 차츰 세포가 노화되고 파괴되기 쉬우며 마침내는 생활습관병이 생기게 된다.

생활습관병이 생기면 혈액 중의 알칼리성 혈청, 칼슘, 이온양은 줄어들고 다시 산성을 나타내는 혈청, 이온양이 증가하게 된다. 따라서 칼슘이 함유된 식품을 충분히 섭취함으로써 체액이 산성화되는 것을 방지할 수 있다.

우리 몸은 혈액이 정화되고, 체내의 신진대사가 촉진됨으로써 소생되는 것이다. 맛있는 음식만 먹고 과로만 피하면 식이요법이 되는 줄 아는 이들도 있는데, 무엇보다 신진대사의 기능이 활발해지는 것도 중요한 것이다.

신진대사가 충분히 이루어지려면 산성 물질을 체내에서 오랫동안 머무르지 못하게 해야 한다. 인체는 완전히 산성 또는 알칼리성으로 고정되어 있는 것이 아니다. 산성으로 기울었다가도 알칼리성으로 돌아오는 등 끊임없이 변동한다.

산성화 자체가 꼭 나쁘다는 것이 아니라 산성이 알칼리성으로 되돌아오지 않는 것이 문제다. 산성과 알칼리성은 보통 혈중 칼슘 양으로 측정한다. 칼슘에는 두 가지 유형이 있다.

첫째는 단백질에 결합된 단백통합형이다. 이것은 언제나 안전하다. 이온형의 칼슘이 많으면 알칼리도가 높아져 건강하다고 한다. 건강한 사람은 위와 같은 견지에서 측정해 보면 단백결합과 이온형이 6 : 4 의 비율로 존재하고 있는데, 어떤 신체의 병적이 변화가 생기면 이와 같은 비율이 허물어지기 시작한다. 격무에 시달리고 심한 근심, 걱정, 스트레스가 쌓여서 정신적으로 피로해졌을 때는 칼슘이온 함량이 저하된다. 다시 말하면 알칼리도가 저하되어 산성 쪽으로 기울어지는 것이다.

이렇게 병이 악화되어 죽음의 직전에 이르면 이온칼슘은 건강한 사람의 11분의 1까지 줄어든다. 화학에서 사용하는 PH라고 하는 것은 산성과 알칼리성의 기준이 되는 단위이다.

PH가 7이 넘으면 알칼리성이고 7이하는 산성, 7은 중성이다. 건강한 사람의 혈액은 PH가 7.35, 병을 앓고 있다면 PH가 7.3으로 내려간다. 겨우 0.05 차이지만 그 차이는 엄청난 것이다.

칼슘과 미네랄은 같이 섭취되었을 때 몸에 골고루 배분된다. 산성이냐, 알칼리성이냐의 체질변화도 우리가 매일 먹고 있는 식품에 따라 크게 좌우되는 것이다. 식단에 오른 먹음직스러운 육류는 거의 산성이며 신선한 채소, 과일, 해초류 등은 알칼리성이다. 화학 반응에 촉매가 되는 효소는 수 천 종에 이른다.

이 효소를 움직이게 하는 데도 미네랄이 중요한 역할을 한다. 신체가 산성화되면 피로가 가지지 않고 모든 기능이 저하되며 병에 걸리기 쉬워진다. 간장을 튼튼히 하려면 혈액을 알칼리성으로 만들 필요가 있다.

반대 의견도 있지만 세계적으로 장수하는 사람들이 주로 먹는 식품이 알칼리성이라는 사실과 우리 신체의 세균 내 효소는 혈액이 중성화 또는 알칼리성일 때 비로소 활동한다는 사실을 알아야 한다. 그렇다고 알칼리성 식품만 섭취하면 몸의 균형이 무너진다.

누차 강조하지만 백미보다는 현미가 더 좋다.

현미밥을 소화 흡수가 잘 되게 오래오래 씹어먹는다면 간환자에게는 명약이라고 할 만큼 좋다.

투병의 방법을 멀리서 찾으려 하지말고 가까운 곳에서 찾아야 한다.

첫째는 마음의 평화, 즉 스트레스를 받지 않도록 노력한다.

둘째는 식이요법, 단백질 성분과 비타민, 칼슘 제품과 함께 생 미역줄기, 당근즙, 현미밥을 성실히 이행할 것.

셋째는 적당한 운동, 느긋한 마음으로 신념을 가지고 끈기있게 투병에 임하는 자세가 필요하다.

# 7

## 적당한 운동과 아침 목욕

**쇠약해진 상태에서** 한번에 힘이 많이 드는 운동을 하는 것은 금물이다. 적당한 운동은 매일 조금씩 걷는 것으로, 혈액 순환에 좋고 경제적으로도 무리가 없다.

왠만한 운동은 돈과 시간을 필요로 하며 몸에도 무리가 온다. 걷기는 몸 전체에 운동이 되며 언제든지 혼자서 할 수 있고, 특히 간장병 환자에게 좋다.

처음에는 힘이 부치니 집 부근을 1백미터 정도 걷고, 다음날은 1백 50미터, 그 다음은 2백미터, 3백미터, 또 다음은 4백미터씩 차츰 늘린다. 그 후는 1킬로미터를 걷고 더 나아가서 산행을 한다. 이같은 방식으로 차츰 늘려서 무등산 전체를 일주하거나 상봉을 걸을 때는 기쁘기 한이 없었다. 그후 지리산 등산로를 다 가보았으며 9시간 이상씩 걷기도 했다. 또 설악산 대청봉도 등산하였으며 백담사 계곡 정상과 설악동 계곡도 올라보았다. 이 등산으로 많은 기력과 용기를 얻었다.

산을 오르는 것이 왜 간장병 환자에게 좋은가? 이 병에는 산소가 많이 요구되는데, 공기가 맑고 좋으며 산소가 많은 곳이 바로 산이기 때문이다.

오르는 방법에 무리가 있으면 오히려 해가 되므로, 처음에는 평평한 곳을 20분 걷고 5분 휴식, 조금 가파른 곳은 15분 걷고 5분 휴식, 조금 더 어렵고 가파른 곳은 10분 걷고 5분 휴식, 아주 가파른 곳은 5분 걷고 5분 휴식하면 절대 몸에 무리가 없다. 그리고 물은 꼭 여유있게 휴대하도록 한다.

간장병 환자에게 무리한 운동은 절대 금물이다. 힘이 없는 사람에게 쌀가마니를 지고 가라는 것과 같다고 할 수 있다.

아침에 일어나면 힘에 알맞게 적당히 걸으면서 조금씩 거리를 늘려 나가다 등산을 한다. 누워만 있으면 장기의 기능이 쇠퇴하며 뼈 속의 칼슘이 녹아 나온다. 그래서 중병이 걸리면 허리를 움직일 수가 없고 반듯이 누워있기조차 힘든 것이다.

만성인 간환자는 더욱 움직이려는 노력을 해야 한다. 피로하다고 누워만 있으면 심장 기능부터 몸 전체의 기능이 저하되어 회복 불능이 된다.

옛날 양반이나 임금들은 체통을 지킨다하여 돌아다니지 않고 하루 종일 책을 보았으니 평균 수명이 채 50이 못되었던 것이다. 등산은 간환자에게 좋은 보약이다. 깨끗한 공기, 맑은 물은 혈액순환의 원동력이 되며 용기가 생긴다.

또 아침마다 뜨거운 물에 몸을 담그면 굳었던 혈액이 녹아 순환하면서 생기가 돈다.

나는 20년간 아침 목욕을 하루도 빠짐없이 계속하고 있다. 하지만 처음 목욕을 했을 때 하루 이틀 정도는 무척이나 피로했었다.

아침 목욕을 하면 기분이 상쾌하고 전날의 피로감이 사라진다. 그리고 목욕 후엔 언제나 생즙을 마셨다.

차츰 정신적으로 생기가 솟고, 의욕이 생기며 빠르게 회복이 된다. 이 모든 것을 본인 스스로 점검하여 실천해야 한다.

저녁에 잠자리에 들기 30분전, 뜨거운 물에 발을 5분내지 10분 정도 담그는 것도 좋다. 그러면 확실히 피로감이 없어지고 잠이 잘 온다.

# 8

## 함부로 약을 먹는 것은 위험하다

1. 간 전문의가 처방하지 않은 간장약은 함부로 복용하면 안 된다.
2. 악화된 간에 약을 복용하여 간에 부담을 준다면 아무리 좋은 약이라도 해가 된다.
3. 만성간염의 치료는 좋은 약을 쓰지 못하더라도 나쁜 약을 쓰지 않아야 한다.
4. 간장약은 돈주고 먹는 것보다 돈 안주고 안 먹는 것이 낫다.
5. 간장약은 함부로 먹으면 오히려 건강에 해를 준다.

간은 몸의 화학공장이기에 외부로부터 들어오는 여러 약도 간이 도맡아 적절히 처리하게 된다. 이런 것을 보면 돈이 있다고 치료가 되고 돈이 없다고 치료가 되지 않는 것도 아니라는 생각이 든다. 돈이 많은 사람은 이 약, 저 약 함부로 쓰게 마련이다. 비싼 약이 효과가 있다는 막연한 믿음, 이름도 모르는 비싼 외제약을 먹으며 허황된 기대를 하고 있는 것이다.

그렇다면 돈이 많은 사람은 충분히 쉴 수도 있고 좋은 약, 좋은 음식도 섭취할 수 있는데 왜 병이 생기고 낫지 않는 것일까. 좋다고 해서 아무거나 먹는 행위는 오히려 간을 해친다는 것을 명심하자.

중요한 것은 간이 필요로 하는 것이 무엇이며, 간이 요구하지 않는 것은 무엇인가를 빨리 알아내는 것이다.

정신과 육체의 과로, 불규칙한 생활태도와 섭생, 음주와 흡연, 감기약, 피임약, 신경 안정제, 항생제, 살 빠지는 약 등 약물의 남용은 건강에 전혀 도움이 되지 않는다.

집에서 요양을 해도 자신의 체질을 잘 아는 주치의가 필요하다. 복수가 찬다거나 정맥이 터졌을 때는 더욱 그렇다. 악화된 환자일수록 의사의 지시만큼 안전한 것은 없다.

간장병은 절대 불치병이 아니다. 어떤 사람은 간장병은 무조건 불치라 생각하고 노력해 보지도 않고 포기해 버리는 경우도 있는데, 실천해 보지도 않고 안 된다고 속단해 버리는 자는 어리석은 바보다.

스스로 불치라 생각하는 사람은 치료되지 않는다. 반대로 낫는다고 생각하면 치료가 가능하다.

실제로 내 주변에 그렇게 치료를 하여 정상적으로 생활하는 분들이 많이 있다. 불치병은 없다. 포기하지 않는 자세만이 필요하다.

병으로 죽는 것은 자기의 삶을 포기해 버린 사람에게만 부여되는 슬픔이다. 끝까지 좌절하지 않는 끈질긴 투병의지는 바로 자연 치유력의 고귀한 발현이다.

간장병은 아직도 밝혀지지 않은 사실이 많아서 지금은 진실이라고 믿는 것들 중 나중에는 그것이 오해였다는 사실이 드러날 수도 있다. 간장은 아직까지 신비에 쌓여 있다.

설사 병원에서 불치병이라고 진단을 내린다고 해도 그것이 꼭 절대적인 것이 아니라는 것을 생각하고 전문의의 문헌과 치유된 이들의 경험을 길잡이로 건강을 회복할 수 있도록 노력하자.

십 년 전 사돈어른 댁에 문상 갈 일이 있어서 갔었다. 상주를 뵙고 인사한 후 고령도 아닌데 어떻게 환갑의 나이에 별세하셨는지 이유를 물었다.

교통사고로 외상을 당하셔서 병원생활을 오래하게 되었는데, 치료 도중 항생제를 많이 투약하여 간경화가 찾아왔고 그것이 간암으로 발전하여 별세하게 되었다고 했다.

교통사고로 다친 몸을 치료하다가 어처구니 없이 간암으로 사망하게 된 것이다. 입원할 당시만 해도 멀쩡했던 간이 항생제 남용 때문에 간암으로 발전되어 한참을 고생하시다 별세하셨으니 가족들에겐

황당한 일이 아닐 수 없다.

평소 건강상태를 봐서는 앞으로도 20년 이상 살 수 있었는 분이 그렇게 가시다니. 약을 먹는 것도 주사를 맞는 것도 성분을 알아야 한다.

항생제가 얼마나 해로운가는 누구나 알겠지만 만성 간질환을 앓는 환자에게는 독약 중의 독약이다.

나 역시 교통사고를 당하여 할 수 없이 항생제 주사를 맞은 후 내장이 굳어지는 기분이었고 음식 맛이 모래알 같았다. 또 손발이 굳어지고 잠을 잘 수 없었으며 배설은 3, 4일이 지나도 되지 않았다. 입술이 마르는 고통스러운 기간은 보름 이상 지속되었다.

# 9

## 건강은
## 건강할 때 지키자

책이나 언론 매체의 보도를 보면, 술을 어느 정도 마신다는 것만으로 간의 좋고 나쁨을 판단할 수 없다는 것을 알 수 있다. 어떤 이는 말술을 마셔도 평생 건강하고 어떤 이는 소주 한 잔, 맥주 한 컵을 마시지 못해도 간장병이 생기기도 한다. 평소 신경을 많이 쓰며 스트레스를 받는 사람이나 성격이 곧고 책임감이 강한 사람, 조금도 흐트러짐이 없는 사람, 이런 사람 중 상당수가 간장병을 앓고 있다.

전혀 스트레스를 받지 않고 낙천적인 기분에서 술을 마셨을 때는 간에서 쉽게 해독을 하지만 기분이 상한 상태에서 마신 술은 독이 된다.

경사에 차려진 음식을 먹고는 해가 되지 않지만 조사에 차려진 음식을 먹고는 탈이 나기도 하는 것을 보면 음식을 먹는 것에도 정신적인 면이 중요함을 알 수 있다.

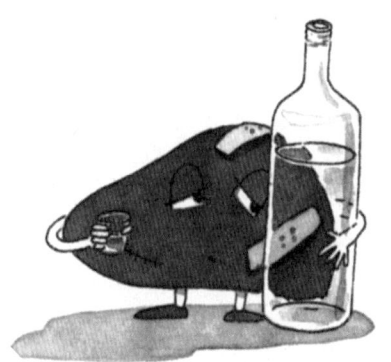

정신적 고통과 스트레스는 간장병과 밀접한 관계가 있다. 동물 실험에서 알콜을 많이 먹여도 간에 이상이 없다는 것을 보았다. 동물은 많이 움직이므로 혈액순환이 잘되어 해독이 잘 되나 사람은 두뇌를 사용하므로 정신적 스트레스 때문에 해독이 더디다.

건강은 건강할 때 지켜야 한다는 것을 알면서도 우리는 무절제한 생활을 한다. '어쩐지 얼굴 색이 별로…', '술이 약해지고 받지 않는다 했어', '왠일인지 피곤하다 했지' 간장병으로 쓰러진 환자들과 그 주변인들은 이런 얘기를 하곤 한다.

간장병이 무섭다는 것은 간장 부위가 아파서 못견딘다는 것이 아니라 오히려 통증이 전혀 없어서 극단적으로 악화될 때까지 모르는 무심한 병이기 때문이다. 이것이 간장병의 함정이 아닌가 싶다. 간부위나 몸에 가벼운 통증을 느낄 때에는 이미 병이 진행된 것이다. 간장병은 이처럼 소리 없이 진행되는 것으로 침묵의 장기, 말없는 장기라고 한다.

술은 마신 후 24시간이 지나야 간이 정상적으로 움직여 제 기능을 발휘할 수 있기 때문에 그 안에 또 마시는 것은 좋지 않다. 제산제나 간보호제 또는 술독을 풀어주는 약을 복용한 후 과음하는 것은 더욱 경계해야 할 일이다.

이런 방법은 정신적으로 위안이 될지 모르나 알콜이 간을 상하게 하는 것에는 아무런 작용을 하지 못한다. 그래서 술이 갑자기 약해지는 것은 위험신호로 봐야 한다. 감기 증상이 오래간다거나 이유 없이 피로가 온다거나 갑자기 술이 약해진다거나 위장병 같은 증세가 왔을 때는 간장병에 대한 의심을 한 번쯤 가져보는 것이 현명하다.

아프지도 않고 이렇다 할 증세도 없으니 환자는 대수롭지 않게 여기고 지나치게 되어 간경변이나 간암이 되도록 전혀 모르는 것이다.

급성으로 발병하였을 때는 의사의 치료를 잘 받으면 거의 완쾌할 수 있지만 만성인 고질병이 되어 버리면 아무리 치료를 잘 해도 완전히 회복하는 것은 어렵다.

다만 병세가 더 진행되지 못하게 하고 남아 있는 간의 활동을 원활하게 해 주는데 치료의 목적이 있는 것이다. 간은 독물이 침입했을 때 두 개의 대응 전략으로 침입자와 맞붙어 전투를 전개한다.

하나는 독물에 대한 저항작용이고 또 하나는 해독작용인데 저항작용의 수행에는 간의 상태가 매우 중요하다. 필수 아미노산, 고단백 등 양질의 단백질이 간장에 비축되어 있을 때 막강한 힘으로 침입자와 대항할 수 있다. 그러나 지나치게 섭취한 단백질도 간 기능의 부전을 가져오게 된다는 사실을 알아야 한다.

불규칙한 생활, 스트레스, 범람하는 화학 물질, 농약, 인스턴트 식품, 약의 오남용, 과로, 심리적 충격을 해소하지 못한다면 우리 몸의 균형이 깨지는 것은 물론 바로 간장에 적이 된다는 사실도 꼭 알아야 한다.

스트레스는 갑자기 생명에 지장을 주는 것이 아니다. 그것이 쌓이고 쌓여 풀지 못하면 우리의 건강을 알게 모르게 좀먹다가 결국은 무서운 병을 가져다 준다. '건강은 건강할 때 지키자'는 말처럼 좋은 교훈도 없는 것 같다. 무병 장수의 근본 조건은 몸과 마음을 무리하지 않는 것이다.

많은 환우들의 경험을 들어 보면 간장병은 이상하게도 다른 병과 닮아 있다. 감기 증세가 오고 위장병의 증세와 같아 처음에는 위장병인 줄로 알고 소화제를 계속 먹기도 한다.

심한 식욕부진이나 소화불량, 몸이 나른할 경우에는 한 번쯤 간장병에 대한 의심을 해 보고 즉시 의사의 진찰을 받는 것이 현명하다. 간장병은 조기에 발견하여 치료하는 것이 가장 바람직하다.

# 10

## 삶과 죽음의
## 기로에 우뚝 선 태양

나는 아침에 일어나면 '나는 회복된다' 는 구호를 열 번씩 외친다. 그러면 실망과 절망, 고독과 괴로움이 다 날아간다. 비록 기운이 없더라도 신나는 음악도 들으면서 자기 자신을 희망차게 이끌어 가야 한다.

어느 누구도 나 대신 삶을 살아주진 않으므로 나 자신만이 극복할 수 있다는 생각을 가지고 인내와 끈기로 노력해 나가야 한다.

긍정적인 사고방식을 가지면 몸은 차츰 회복의 길로 간다. 무슨 일이든 그냥 이루어지는 것은 없다. 노력하는 자에게 댓가가 따르는 법이다. 식이요법도 중요하지만 강인한 정신력과 실천의지가 병을 회복시킨다. 최선을 다한 자는 반드시 회복되며 밝은 태양이 떠오를 때가 있다.

친한 친구가 자주 찾아와서 무척이나 걱정을 해주어서 많은 위안이 되었다.

50년간 허물없이 지내온 친구인데, 병마와 싸워 이기고 이제 환갑이 넘도록 건강하니 자서전이나 병상수기를 출판하게 되면 책제목을 '삶과 죽음의 기로에 우뚝 선 태양'으로 하라며 추천해 주었다. 병마로부터 끈질기게 살아온 나를 태양으로 비유하는 것이리라. 그의 조언을 고맙게 받아들이면서 세상은 캄캄한 밤만 있는 것은 아니며 언젠가는 태양이 비치고 그곳에 내가 우뚝 서리라 다짐했다.

# 11

## 환우 가족을 만나고 불쾌했던 하루

날씨가 무더운 여름날, 부부가 찾아와서 남편이 간경화라 했다. 남편은 남들이 부러워 할 정도로 좋은 직장에 근무하고 있었고 경제적 여유도 있었다.

이 병은 오랜 세월동안 쌓여서 중병이 된 것이므로 회복기간도 오래 걸리며 강한 의지로 해로운 것은 맛이 아무리 좋아도 먹지 말고 정확한 시간에 식사와 녹즙을 마시며 모든 식이요법을 정확히 준수하라고 조언해 주었다.

덧붙여 가벼운 운동도 병행하라고 두 시간 삼십 분 정도를 얘기해 주었다. 그리고 경제적 여유도 있으니 아내가 정성껏 환자를 간호하고 식이요법을 잘 실천하면 꼭 회복될 것이라고 말했다.

덧붙여 환자의 강인한 의지와 노력도 중요하지만 가족이 적극적으로 도와주어야 회복이 빠르다고 단단히 일러두었다.

며칠 후 아주머니가 와서 하루 세 번 녹즙을 내는 일이나 식사를 맞추기가 너무 힘들어 더는 못하겠다고 하기에 그러면 절대 회복이 되지 않으니 다시 해보라고 타일러 돌려보냈다. 그 뒤로 남편이 또 나를 찾아왔다.

내가 일러준 대로 식이요법을 실천하니 속이 편하고 잠도 잘 오고 좋은데 아내가 제대로 해 주지 않고 핑계를 대며 집을 자주 비우고 늦게 들어오며 또 들어와서는 계속 짜증을 내니 아내에게 전화를 걸어 다시 한 번 조언을 해 주라는 것이었다.

그래서 그 분의 고통스러운 모습이 안타까워 아주머니에게 전화를 걸어 힘들더라도 정성을 다해 식이요법을 도와드리라고 부탁드렸다.

20일 후쯤, 아주머니가 다시 한번 나를 찾아왔다.

남들이 간장병에는 좋은 약도 소용없고 아무리 잘해줘도 결국 죽는다고 하니 너무 고달프고 괴로워서 더는 하기 힘들다고 말했다. 그리고 본인은 자라면서 힘든 일을 한 적이 없어 더욱 힘들다고 했다. 난 이 말을 듣고 놀라지 않을 수 없었다. 자신의 남편이며 한 집안의 가장인데 어쩌면 그렇게 말을 할 수 있을까.

만약 아주머니 자신이 간경화에 걸렸고, 남편이 더는 못하겠다고 한다면 어떤 기분일까.

그래도 나는 다시 최선을 다해 치료를 도우라고 당부했다. 그랬더니 아주머니는 주위에서 노력해 봐야 헛수고라고들 하는데 더 해서 뭣하겠냐고 말하고 더 기가 막힌 질문을 했다.

"아저씨, 남자가 그 병에 걸리면 그렇게도 정력이 없어집니까? 밤에 부부생활을 못하니 사는 낙이 없어서 집에 있기가 싫고 그래서 자주 놀러 다닙니다. 아저씨도 그렇게까지 정력이 떨어지던가요?"

나는 너무 기가 막혀 할 말을 잃었다. 사람이 죽느냐 사느냐 하는 판국에 무슨 그런 생각을 하냐고 물었다. 이 세상 모든 아내들이 전부 그렇지는 않고 극히 일부가 그러려니 했지만 한숨이 나왔.

죽어가는 가장을 두고 쾌락만 생각하는 사람이 어찌 환자를 살릴 수 있을까 하는 생각에 몹시 괴로웠다. 3개월 후에 다른 사람에게 들으니 남편은 죽고 부인은 재혼했다고 한다.

# 12

## 모든 환우에게 도움이 된다면

누구나 병들어 보지 않으면 그 고통을 모른다. 우리는 죽음을 망각한 채 천년 만년 영원히 살 것이라는 착각 속에서 자기 나름대로의 미래와 행복을 꿈꾸며 살아가고 있다. 그러나 간장병에 걸린 환자들은 영원히 살 수 있다는 망상을 깨닫고 불안으로 가득차 있다. 주변에서 간장병으로 사망한 이들을 봐왔고, 자기 자신도 호전의 기미가 보이지 않기 때문이다.

환자 자신도 병이 왔는지 모르는 상태에서 뒤늦게 병명을 알고는 의사를 찾지만 최선을 다한 치료에도 불구하고 회생길이 없다면 환자는 좌절할 수밖에 없다. 죽기 싫어서 병을 고친다는 속효법을 찾아 이곳 저곳을 방황하면서 결국은 재산까지 전부 탕진하고 병은 더욱 악화될 대로 악화된다. 살고 싶어도 고칠 수 있는 방법이 없으니 아무리 용기를 내려 해도 좌절의 구렁으로 빠져들어가는 것은 어쩔 수 없다. 하지만 간장병을 앓다가 건강을 회복한 사람을 본다면 어쩌면 나도 살 수 있지 않을까 하는 용기가 솟을 것이다.

건강을 찾을 수 있었던 나의 경험을 과거의 나처럼 실의에 빠져 있는 환우들에게 조금이라도 용기를 주기 위해 이 책을 내게 되었다.

많은 환우들이 나의 건강한 모습을 확인하는 것만으로도 생의 의욕을 느끼며 무한한 용기와 희망을 갖지 않을까. 덤으로 얻은 나의 생명으로 이 세상에서 할 수 있는 일이 무엇일까. 병세가 좋지 않던 환우가 얼마 후 건강해진 모습으로 다시 찾아 왔을 때의 기쁨은 이루 말할 수 없으며 남에게 도움을 준다는 것의 의미를 깊이 생각하게 되었다.

나의 경험을 더 찾아내고 더듬어서라도 절망한 그들에게 희망을 전하고 싶다. 어려움을 딛고 일어선 나이기에 불우한 환우들에게 나의 능력이 되는 한 아낌없이 다 나눠주고 싶다.

우리는 서로가 같은 길을 걸어왔기에 서로의 고통을 공감할 수 있지 않은가. 그래서 나를 필요로 하는 곳이면 어디든지 찾아가 상담에 응해 주었고 열변을 토했다.

나를 다시 태어나게 해주었고 오늘의 이 보람된 삶을 살게 해준 사회의 훈훈한 인정에 조금이나마 보답하며 살아가는 길이 바로 이것이 아닌가 싶다.

앞으로 내가 해야 할 일이 무엇이며 실의에 빠져있는 환우들이 갈구하는 것이 무엇인가를 너무나 잘 알기에 투병의 길잡이가 되도록 정보를 제공하고 싶다. 이것이 내가 살게 된 알 수 없는 힘인지도 모른다.

수많은 사람들 중에는 인류를 위해서 일생을 봉사한 사람도 있고 무의미하게 쾌락만을 쫓으며 살아간 사람도 있으며 소외된 이들을 위해 헌신하는 사람도 있다.

1999년 7월 14일 뉴스를 통해 미국에서 약학박사 학위를 받고 귀국해 10년 연구 끝에 항암제 '선플라'를 만드는데 성공한 김대기 박사님을 보게 되었다. 한국 약학 역사 사상 1백년만에 처음 성공한 사례였다.

그 후 10월 10일 다큐멘터리 성공시대에 나오셔서 어렸을 때 어머니가 국밥 집을 경영하며 채무에 시달리면서 고통받는 것을 보고 공부만이 살길이라 판단하고 열심히 노력해 서울대 약학과에 입학하게 되었다.

그는 졸업 후 서울에서 약국을 2년 간 경영한 후 암으로 고통받는 환자들을 위해 개발하려 했고 죽어 가는 전 세계의 환자를 위해 열심히 연구해 성공했다는 것이다. 이런 분이야말로 인류를 위해서 힘든 실험을 계속하며 자신을 희생한 자랑스러운 한국인이라 할 수 있다.

약학자가 특정한 약을 개발하기 위해서는 쥐가 일만 오천 마리, 개가 몇 십 마리, 소가 몇 마리, 기타 무수한 동물들이 희생되어 완성되며, 10년이 넘게 걸리기도 하며 때로는 절망하여 며칠간 술로 보내기도 한다는 글을 읽은 적이 있다. 수많은 실험을 거쳐 하나의 생명을 살릴 수 있는 약을 개발하기까지 많은 역경과 고난을 이겨내야 한다.

내가 회복되는 과정에서 어떤 식품이 어떤 반응을 보이는지 수차례 실험하면서 때론 고통스럽고 귀찮았지만 다른 환자들의 꺼져 가는 생명을 구하는데 도움이 된다면 그 이상 무엇을 바라겠는가를 생각하며 견뎠다.

행복이란 누가 가져다 주는 것도 아니고 받는 것도 아니다. 그러면 어떻게 해야 하는가. 마음먹기에 달렸다. 내가 병들어 불행하다고 생각하면 한없이 불행한 것이고, 이것은 나에게 주어진 숙명이라 여기고 극복하려 노력한다면 행복을 찾을 것이다. 세상에는 나보다 더 어려운 사람도 많다는 것을 먼저 생각하자. 팔다리가 없거나 보지도 듣지도 못하는 장애인, 큰 사고를 당해 심한 부상을 입은 사람들도 있다.

병은 살면서 더 부족한 부분을 배우고 실천하라고 하느님이 내려준 교훈으로 생각하고 받아들여 열심히 치료하면 회복할 수 있다. 포기하지 않는 강한 의지와 집념은 희망을 가져다 준다. 행복과 희망은 실천하는 자에게만 주어진다는 것을 잊지 말자. 그리고 내 건강이 회복되면 남을 위해 알려주고 그들이 귀한 생명을 다시 얻을 수 있게 봉사하는 마음으로 노력하자.

우리는 지나온 과거를 쉽게 잊어버리고 또 잊으려 애쓴다. 그러나 과거 속에 거울이 있고 경험이 있으며 그 경험은 미래를 비추는 등불이 된다.

사람은 누구나 늙고 누구나 죽는다. 이런 똑같은 과정을 거쳐 천하장사도 절세미인도 죽는 것이다.

죽음을 앞두면 모든 것이 두렵고 허무하다는 것을 실감한다. 병든 몸으로 죽음을 앞두고 고통받는 환자들처럼 불행한 이들이 또 있을까. 그래서 나는 결심했다.

지금껏 27년 이상 나의 생명을 지켜준 식이요법을 모두 모아 나와 같이 고통받고 있는 이들에게 알려주기로 말이다. 이 책으로 한 생명이라도 귀중한 목숨을 구하게 된다면 더 이상 기쁨은 없을 것이다.

앞으로도 나는 이 생명 다할 때까지 체험하고 연구해서 전국에서 고통받고 있는 환우에게 도움이 되고 싶다.

수많은 식품과 약품, 흉칙하고 악취나는 것, 체험하기 힘든 수 백가지를 한 가지씩 실험하면서 그것들의 이로움과 해로움, 각종 성분들을 알아내기 위해 노력할 것이다 .

때로는 구토, 설사, 변비, 복통, 수족냉증, 전신마비, 불면증 등 갖가지 부작용에 시달리더라도 위험을 감수하면서 피눈물나게 체험하여 이 책에 수록하였으니 환우들이 참조하여 부디 건강이 회복되기를 바란다.

당뇨 · 암 · 뇌졸중 · 간장병 · 심장병 · 고혈압 · 에이즈까지 고치고 예방하는

# 요료법의 기적

miracle of urine theraphy

편집부 편저

서울대와 서울대대학원을 졸업한 최고 지식인이 국내 처음 소개
의사 · 한의사 · 약사 · 교수 · 박사 등 지도층 인사들이 전파

건강신문사
www.kksm.co.kr

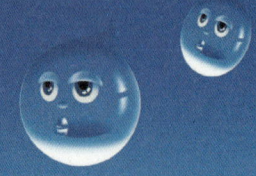
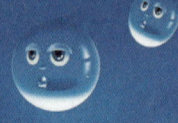

난치·불치병을 고친 100인의 체험담과 문답으로 알아 본
**오줌요법의 과학적·의학적 원리와 실제**

# 오줌요법, 그 놀라운 신비

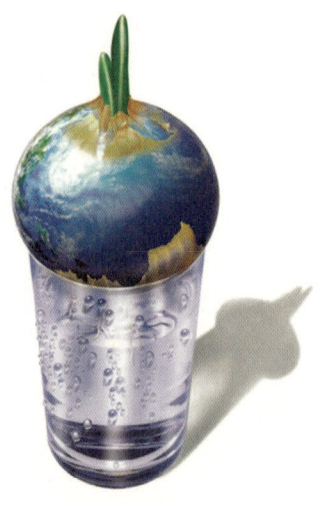

한국MCL연구회장 김정희 지음

건강신문사
kksm.co.kr

현대의학의 오만과 독선을 끝까지 파헤쳐
**막스거슨박사의 암 치료법을** 세상에 알린
한 신문기자의 진실추적기록!

# 막스거슨 박사의
# 암치료 비법

S.J. 호트 지음 / 김태수 옮김

## 현대의학은 위선의 가면을 벗어라!!

미국의학계는 왜 암을 고치는
막스거슨박사의 치료법을
감추려고 했을까?

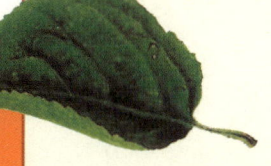
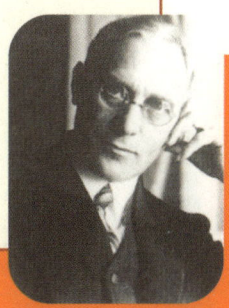

건강신문사
www.kksm.co.kr

공교육의 힘으로 희망을 말하다

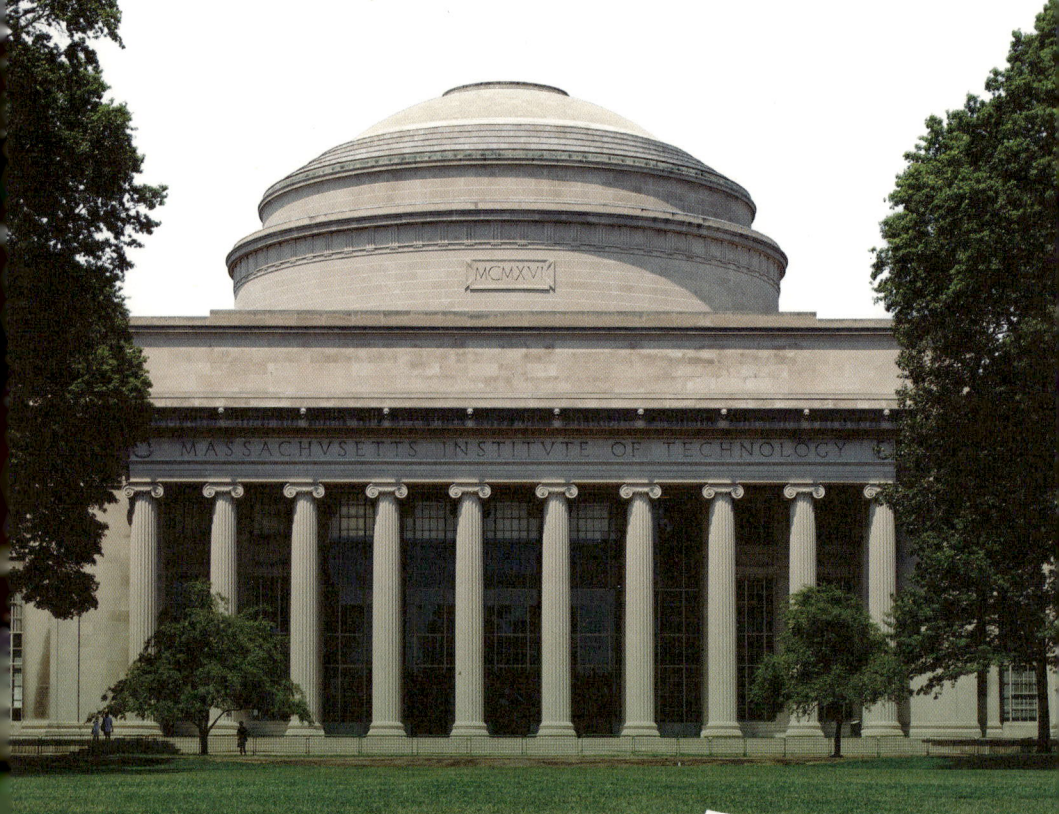

# MIT공대로 보내기까지

차갑수 에세이

건강신문사
www.kksm.co.kr